U0784379

全国科学技术名词审定委员会

公　布

耳鼻咽喉头颈外科学名词

CHINESE TERMS IN OTORHINOLARYNGOLOGY-HEAD AND NECK SURGERY

2025

医学名词审定委员会
耳鼻咽喉头颈外科学名词审定分委员会

国家自然科学基金资助项目

科　学　出　版　社
北　京

内 容 简 介

本书是全国科学技术名词审定委员会审定公布的耳鼻咽喉头颈外科学基本名词，内容包括耳科、鼻科、咽喉–头颈外科 3 部分，共 1782 条，每条名词均给出了定义或注释。书末附有英汉、汉英两种索引，以便读者检索。本书公布的名词是科研、教学、生产、经营及新闻出版等部门应遵照使用的耳鼻咽喉头颈外科学规范名词。

图书在版编目（CIP）数据

耳鼻咽喉头颈外科学名词 / 医学名词审定委员会，耳鼻咽喉头颈外科学名词审定分委员会审定. -- 北京 : 科学出版社，2025. 6. -- ISBN 978-7-03-081824-9

Ⅰ. R762-61；R65-61

中国国家版本馆 CIP 数据核字第 20253ST865 号

责任编辑：商 涛 沈红芬 路 倩 杨 威 / 责任校对：张小霞

责任印制：赵 博 / 封面设计：马晓敏

科学出版社 出版

北京东黄城根北街 16 号

邮政编码：100717

http://www.sciencep.com

北京中科印刷有限公司印刷

科学出版社发行 各地新华书店经销

*

2025 年 6 月第 一 版 开本：787×1092 1/16

2025 年11月第二次印刷 印张：12 1/4

字数：280 000

定价：128.00 元

（如有印装质量问题，我社负责调换）

全国科学技术名词审定委员会
第八届委员会委员名单

顾　问：路甬祥　许嘉璐　韩启德　白春礼

主　任：侯建国

副主任：龙　腾　田学军　高培勇　邓秀新　韩　宇　裴亚军

常　委（以姓名笔画为序）：

王　辰　田立新　刘兴平　刘细文　孙苏川　张　军　张怀海
张凌浩　陈发虎　胡华强　种　康　徐长兴　高　松　黄文涛
黄灿宏　黄璐琦　梅　宏　雷筱云

委　员（以姓名笔画为序）：

丁水汀　于　君　万　荣　王　锋　王丹卉　王文博　王立军
王同军　王会军　王旭东　王建祥　王树声　王家臣　支志明
尤启冬　方向晨　石　楠　卢大儒　叶嘉安　付彦荣　包为民
朱　兰　刘　青　刘运全　刘连安　刘春平　刘剑君　刘峰松
闫慧龙　安小米　孙宝国　李小娟　李明安　李学军　李晓东
李爱仙　杨汉春　杨建宇　杨瑞馥　杨德森　豆格才让
肖　川　吴文良　吴立新　吴志良　余桂林　沙爱民　张　卫
张延川　张志强　张伯江　陈云龙　陈光金　陈星灿　邵瑞太
欧阳颀　周卫华　周仲岛　周向宇　郑　威　宗成庆　项昌乐
赵永恒　赵宇亮　赵国春　柳卫平　段　勇　信　君　侯增谦
须成忠　施小明　姜安丽　姜志宏　秦　川　敖　然　莫纪宏
原遵东　徐国裕　徐宗本　高树基　黄　如　黄友义　黄清华
梅旭荣　曹　彬　曹顺成　章文俊　蒋剑春　韩　震　傅爱兰
舒印彪　樊　嘉　樊瑜波　燕　琴　魏　勇　魏向清　魏辅文

第四届医学名词审定委员会委员名单

主　任：陈　竺

副主任：饶克勤　刘德培　贺福初　郑树森　王　宇　罗　玲

委　员　（以姓名笔画为序）：

于　欣　王　辰　王永明　王汝宽　李兆申　杨伟炎

沈　悌　张玉森　陈　杰　屈婉莹　胡仪吉　徐建国

曾正陪　照日格图　魏丽惠

秘书长：张玉森（兼）

耳鼻咽喉头颈外科学名词审定分委员会委员名单

主　任：韩德民

副主任：王海波　杨仕明　吴　皓　高志强　黄志刚　韩东一　魏均民

委　员（以姓名笔画为序）：

王德辉　文卫平　孔维佳　冯　永　朱冬冬　孙建军　李华伟　李晓明　邱建华　余力生　迟放鲁　张　罗　林　鹏　周　梁　郑宏良　房玉新　胡国华　姜学钧　倪　鑫　殷善开　唐安洲　龚树生　韩月臣　程　雷　樊兆民

秘　书：韩月臣　吕正华

耳鼻咽喉头颈外科学名词编写委员会委员名单

主　　编：王海波

副 主 编：马秀岚　吕　威　徐　伟　张　华　高　下　周水洪

赵长青　马瑞霞　姜鸿彦　金　昕　刘　钢　韩月臣

委　　员（以姓名笔画为序）：

王　硕　王　琰　王　巍　王广科　王宁宇　王家东

方红雁　尹时华　叶胜难　史　丽　冯　娟　吕正华

朱　丽　任晓勇　华清泉　刘　争　刘　博　刘玉和

刘业海　刘兆辉　刘济生　江红群　阮　标　孙　宇

孙亚男　孙敬武　李同丽　李进让　杨　华　肖红俊

吴佩娜　何　刚　何　强　余洪猛　汪照炎　张　杰

张　欣　张天虹　张铁松　张道宫　陈晓红　陈穗俊

孟粹达　赵　宇　赵玉林　查定军　袁　伟　聂国辉

夏　寅　钱晓云　徐　磊　徐百成　唐　亮　黄治物

曹现宝　崔香艳　崔晓波　董耀东　蒋卫红　喻国冻

雷文斌　谭颂华　熊观霞　樊建刚　冀　飞　魏　欣

秘　　书：韩月臣（兼）　王　巍　孙　宇　冯　娟　汪照炎

陈穗俊　张天虹　万玉柱　毛彦妍　孙鹏程　崔　鹏

白春礼序

科技名词伴随科技发展而生，是概念的名称，承载着知识和信息。如果说语言是记录文明的符号，那么科技名词就是记录科技概念的符号，是科技知识得以传承的载体。我国古代科技成果的传承，即得益于此。《山海经》记录了山、川、陵、台及几十种矿物名；《尔雅》19篇中，有16篇解释名物词，可谓是我国最早的术语词典；《梦溪笔谈》第一次给“石油”命名并一直沿用至今；《农政全书》创造了大量农业、土壤及水利工程名词；《本草纲目》使用了数百种植物和矿物岩石名称。延传至今的古代科技术语，体现着圣哲们对科技概念定名的深入思考，在文化传承、科技交流的历史长河中做出了不可磨灭的贡献。

科技名词规范工作是一项基础性工作。我们知道，一个学科的概念体系是由若干个科技名词搭建起来的，所有学科概念体系整合起来，就构成了人类完整的科学知识架构。如果说概念体系构成了一个学科的“大厦”，那么科技名词就是其中的“砖瓦”。科技名词审定和公布，就是为了生产出标准、优质的“砖瓦”。

科技名词规范工作是一项需要重视的基础性工作。科技名词的审定就是依照一定的程序、原则、方法对科技名词进行规范化、标准化，在厘清概念的基础上恰当定名。其中，对概念的把握和厘清至关重要，因为如果概念不清晰、名称不规范，势必会影响科学研究工作的顺利开展，甚至会影响对事物的认知和决策。举个例子，我们在讨论科技成果转化问题时，经常会有“科技与经济‘两张皮’”“科技对经济发展贡献太少”等说法，尽管在通常的语境中，把科学和技术连在一起表述，但严格说起来，会导致在认知上没有厘清科学与技术之间的差异，而简单把技术研发和生产实际之间脱节的问题理解为科学研究与生产实际之间的脱节。一般认为，科学主要揭示自然的本质和内在规律，回答“是什么”和“为什么”的问题，技术以改造自然为目的，回答“做什么”和“怎么做”的问题。科学主要表现为知识形态，是创造知识的研究，技术则具有物化形态，是综合利用知识于需求的研究。科学、技术是不同类型的创新活动，有着不同的发展规律，体现不同的价值，需要形成对不同性质的研发活动进行分类支持、分类评价的科学管理体系。从这个角度来看，科技名词规范工作是一项必不可少的基础性工作。我非常同意老一辈专家叶笃正的观点，他认为：“科技名词规范化工作的作用比我们想象的还要大，是一项事关我国科技事业发展的基础设施建设工作！”

科技名词规范工作是一项需要长期坚持的基础性工作。我国科技名词规范工作已经有 110 年的历史。1909 年清政府成立科学名词编订馆，1932 年南京国民政府成立国立编译馆，是为了学习、引进、吸收西方科学技术，对译名和学术名词进行规范统一。中华人民共和国成立后，随即成立了“学术名词统一工作委员会”。1985年，为了更好地促进我国科学技术的发展，推动我国从科技弱国向科技大国迈进，国家成立了“全国自然科学名词审定委员会”，主要对自然科学领域的名词进行规范统一。1996年，国家批准将“全国自然科学名词审定委员会”改为“全国科学技术名词审定委员会”，是为了响应科教兴国战略，促进我国由科技大国向科技强国迈进，而将工作范围由自然科学技术领域扩展到工程技术、人文社会科学等领域。科学技术发展到今天，信息技术和互联网技术在不断突进，前沿科技在不断取得突破，新的科学领域在不断产生，新概念、新名词在不断涌现，科技名词规范工作仍然任重道远。

110 年的科技名词规范工作，在推动我国科技发展的同时，也在促进我国科学文化的传承。科技名词承载着科学和文化，一个学科的名词，能够勾勒出学科的面貌、历史、现状和发展趋势。我们不断地对学科名词进行审定、公布、入库，形成规模并提供使用，从这个角度来看，这项工作又有几分盛世修典的意味，可谓“功在当代，利在千秋”。

在党和国家重视下，我们依靠数千位专家学者，已经审定公布了 65 个学科领域的近 50 万条科技名词，基本建成了科技名词体系，推动了科技名词规范化事业协调可持续发展。同时，在全国科学技术名词审定委员会的组织和推动下，海峡两岸科技名词的交流对照统一工作也取得了显著成果。两岸专家已在 30 多个学科领域开展了名词交流对照活动，出版了 20 多种两岸科学名词对照本和多部工具书，为两岸和平发展做出了贡献。

作为全国科学技术名词审定委员会现任主任委员，我要感谢历届委员会所付出的努力。同时，我也深感责任重大。

十九大的胜利召开具有划时代意义，标志着我们进入了新时代。新时代，创新成为引领发展的第一动力。习近平总书记在十九大报告中，从战略高度强调了创新，指出创新是建设现代化经济体系的战略支撑，创新处于国家发展全局的核心位置。在深入实施创新驱动发展战略中，科技名词规范工作是其基本组成部分，因为科技的交流与传播、知识的协同与管理、信息的传输与共享，都需要一个基于科学的、规范统一的科技名词体系和科技名词服务平台作为支撑。

我们要把握好新时代的战略定位，适应新时代新形势的要求，加强与科技的协同发展。一方面，要继续发扬科学民主、严谨求实的精神，保证审定公布成果的权威性和规范性。科技名词审定是一项既具规范性又有研究性，既具协调性又有长期性的综合性工作。在长期的科技名词审定工作实践中，全国科学技术名词审定委员会积累了丰富的经验，形成了一套完整的组织和审定流程。这一流程，有利于确立公布名词的权威性，有利于保证公布名词的规范性。但是，我们仍然要创新审定机制，高质高效地完成科技名词审定公布任务。另一方面，在做好科技名词审定公布工作的同时，我们要瞄准世界科技前沿，服务于前瞻性基础研究。习总书记在报告中特别提到“中国天眼”、“悟空号”暗物质粒子探测卫星、“墨子号”量子科学实验卫星、天宫二号和“蛟龙号”载人潜水器等重大科技成果，这些都是随着我国科技发展诞生的新概念、新名词，是科技名词规范工作需要关注的热点。围绕新时代中国特色社会主义发展的重大课题，服务于前瞻性基础研究、新的科学领域、新的科学理论体系，应该是新时代科技名词规范工作所关注的重点。

未来，我们要大力提升服务能力，为科技创新提供坚强有力的基础保障。全国科学技术名词审定委员会第七届委员会成立以来，在创新科学传播模式、推动成果转化应用等方面作了很多努力。例如，及时为 113 号、115 号、117 号、118 号元素确定中文名称，联合中国科学院、国家语言文字工作委员会召开四个新元素中文名称发布会，与媒体合作开展推广普及，引起社会关注。利用大数据统计、机器学习、自然语言处理等技术，开发面向全球华语圈的术语知识服务平台和基于用户实际需求的应用软件，受到使用者的好评。今后，全国科学技术名词审定委员会还要进一步加强战略前瞻，积极应对信息技术与经济社会交汇融合的趋势，探索知识服务、成果转化的新模式、新手段，从支撑创新发展战略的高度，提升服务能力，切实发挥科技名词规范工作的价值和作用。

使命呼唤担当，使命引领未来，新时代赋予我们新使命。全国科学技术名词审定委员会只有准确把握科技名词规范工作的战略定位，创新思路，扎实推进，才能在新时代有所作为。

是为序。

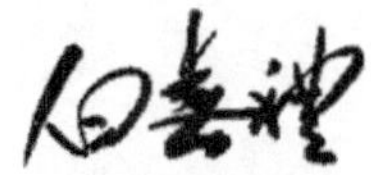

2018 年春

路甬祥序

我国是一个人口众多、历史悠久的文明古国，自古以来就十分重视语言文字的统一，主张“书同文、车同轨”，把语言文字的统一作为民族团结、国家统一和强盛的重要基础和象征。我国古代科学技术十分发达，以四大发明为代表的古代文明，曾使我国居于世界之巅，成为世界科技发展史上的光辉篇章。而伴随科学技术产生、传播的科技名词，从古代起就已成为中华文化的重要组成部分，在促进国家科技进步、社会发展和维护国家统一方面发挥着重要作用。

我国的科技名词规范统一活动有着十分悠久的历史。古代科学著作记载的大量科技名词术语，标志着我国古代科技之发达及科技名词之活跃与丰富。然而，建立正式的名词审定组织机构则是在清朝末年。1909 年，我国成立了科学名词编订馆，专门从事科学名词的审定、规范工作。到了新中国成立之后，由于国家的高度重视，这项工作得以更加系统地、大规模地开展。1950 年政务院设立的学术名词统一工作委员会，以及 1985 年国务院批准成立的全国自然科学名词审定委员会（现更名为全国科学技术名词审定委员会，简称全国科技名词委），都是政府授权代表国家审定和公布规范科技名词的权威性机构和专业队伍。他们肩负着国家和民族赋予的光荣使命，秉承着振兴中华的神圣职责，为科技名词规范统一事业默默耕耘，为我国科学技术的发展做出了基础性的贡献。

规范和统一科技名词，不仅在消除社会上的名词混乱现象，保障民族语言的纯洁与健康发展等方面极为重要，而且在保障和促进科技进步，支撑学科发展方面也具有重要意义。一个学科的名词术语的准确定名及推广，对这个学科的建立与发展极为重要。任何一门科学（或学科），都必须有自己的一套系统完善的名词来支撑，否则这门学科就立不起来，就不能成为独立的学科。郭沫若先生曾将科技名词的规范与统一称为“乃是一个独立自主国家在学术工作上所必须具备的条件，也是实现学术中国化的最起码的条件”，精辟地指出了这项基础性、支撑性工作的本质。

在长期的社会实践中，人们认识到科技名词的规范和统一工作对于一个国家的科技发展和文化传承非常重要，是实现科技现代化的一项支撑性的系统工程。没有这样一个系统的规范化的支撑条件，不仅现代科技的协调发展将遇到极大困难，而且在科技日益渗透人们生活各方面、各环节的今天，还将给教育、传播、交流、经贸等多方面带来困难和损害。

全国科技名词委自成立以来，已走过近 20 年的历程，前两任主任钱三强院士和卢嘉锡院士为我国的科技名词统一事业倾注了大量的心血和精力，在他们的正确领导和广大专家的共同努力下，取得了卓著的成就。2002 年，我接任此工作，时逢国家科技、经济飞速发展之际，因而倍感责任的重大；及至今日，全国科技名词委已组建了 60 个学科名词审定分委员会，公布了 50 多个学科的 63 种科技名词，在自然科学、工程技术与社会科学方面均取得了协调发展，科技名词蔚成体系。而且，海峡两岸科技名词对照统一工作也取得了可喜的成绩。对此，我实感欣慰。这些成就无不凝聚着专家学者们的心血与汗水，无不闪烁着专家学者们的集体智慧。历史将会永远铭刻着广大专家学者孜孜以求、精益求精的艰辛劳作和为祖国科技发展做出的奠基性贡献。宋健院士曾在 1990 年全国科技名词委的大会上说过："历史将表明，这个委员会的工作将对中华民族的进步起到奠基性的推动作用。"这个预见性的评价是毫不为过的。

科技名词的规范和统一工作不仅仅是科技发展的基础，也是现代社会信息交流、教育和科学普及的基础，因此，它是一项具有广泛社会意义的建设工作。当今，我国的科学技术已取得突飞猛进的发展，许多学科领域已接近或达到国际前沿水平。与此同时，自然科学、工程技术与社会科学之间交叉融合的趋势越来越显著，科学技术迅速普及到了社会各个层面，科学技术同社会进步、经济发展已紧密地融为一体，并带动着各项事业的发展。所以，不仅科学技术发展本身产生的许多新概念、新名词需要规范和统一，而且由于科学技术的社会化，社会各领域也需要科技名词有一个更好的规范。另外，随着香港、澳门的回归，海峡两岸科技、文化、经贸交流不断扩大，祖国实现完全统一更加迫近，两岸科技名词对照统一任务也十分迫切。因而，我们的名词工作不仅对科技发展具有重要的价值和意义，而且在经济发展、社会进步、政治稳定、民族团结、国家统一和繁荣等方面都具有不可替代的特殊价值和意义。

最近，中央提出树立和落实科学发展观，这对科技名词工作提出了更高的要求。我们要按照科学发展观的要求，求真务实，开拓创新。科学发展观的本质与核心是以人为本，我们要建设一支优秀的名词工作队伍，既要保持和发扬老一辈科技名词工作者的优良传统，坚持真理、实事求是、甘于寂寞、淡泊名利，又要根据新形势的要求，面向未来、协调发展、与时俱进、锐意创新。此外，我们要充分利用网络等现代科技手段，使规范科技名词得到更好的传播和应用，为迅速提高全民文化素质做出更大贡献。科学发展观的基本要求是坚持以人为本，全面、协调、可持续发展，因此，科技名词工作既要紧密围绕当前国民经济建设形势，着重开展好科技领域的学科名词审定工作，同时又要在强调经济社会以及人与自然协调发展的思想指导下，开展好社会科学、文化教育和资源、生态、环境领域的科学名词审定工作，促进各个学科领域的相互融合和共同繁荣。科学发展观非常注重可持续发展的理念，因此，我们在不断丰富和发展已建立的科技名词体系的同时，还要进一步研究具有中国特色的术语学理论，以创建中国的术语学派。研究和建立中国特色的术语学理论，也是一种知识创新，是实现科技名词工作可持续发展的必由之路，我们应当为此付出更大的努力。

当前国际社会已处于以知识经济为走向的全球经济时代，科学技术发展的步伐将会越来越快。我国已加入世贸组织，我国的经济也正在迅速融入世界经济主流，因而国内外科技、文化、经贸的交流将越来越广泛和深入。可以预言，21 世纪中国的经济和中国的语言文字都将对国际社会产生空前的影响。因此，在今后 10 到 20 年之间，科技名词工作就变得更具现实意义，也更加迫切。“路漫漫其修远兮，吾将上下而求索”，我们应当在今后的工作中，进一步解放思想，务实创新、不断前进。不仅要及时地总结这些年来取得的工作经验，更要从本质上认识这项工作的内在规律，不断地开创科技名词统一工作新局面，做出我们这代人应当做出的历史性贡献。

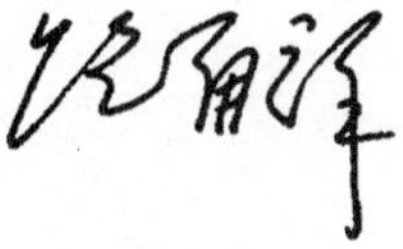

2004 年深秋

卢嘉锡序

科技名词伴随科学技术而生，犹如人之诞生其名也随之产生一样。科技名词反映着科学研究的成果，带有时代的信息，铭刻着文化观念，是人类科学知识在语言中的结晶。作为科技交流和知识传播的载体，科技名词在科技发展和社会进步中起着重要作用。

在长期的社会实践中，人们认识到科技名词的统一和规范化是一个国家和民族发展科学技术的重要的基础性工作，是实现科技现代化的一项支撑性的系统工程。没有这样一个系统的规范化的支撑条件，科学技术的协调发展将遇到极大的困难。试想，假如在天文学领域没有关于各类天体的统一命名，那么，人们在浩瀚的宇宙当中，看到的只能是无序的混乱，很难找到科学的规律。如是，天文学就很难发展。其他学科也是这样。

古往今来，名词工作一直受到人们的重视。严济慈先生60多年前说过，“凡百工作，首重定名；每举其名，即知其事”。这句话反映了我国学术界长期以来对名词统一工作的认识和做法。古代的孔子曾说“名不正则言不顺”，指出了名实相副的必要性。荀子也曾说“名有固善，径易而不拂，谓之善名”，意为名有完善之名，平易好懂而不被人误解之名，可以说是好名。他的“正名篇”即是专门论述名词术语命名问题的。近代的严复则有“一名之立，旬月踟蹰”之说。可见在这些有学问的人眼里，“定名”不是一件随便的事情。任何一门科学都包含很多事实、思想和专业名词，科学思想是由科学事实和专业名词构成的。如果表达科学思想的专业名词不正确，那么科学事实也就难以令人相信了。

科技名词的统一和规范化标志着一个国家科技发展的水平。我国历来重视名词的统一与规范工作。从清朝末年的科学名词编订馆，到1932年成立的国立编译馆，以及新中国成立之初的学术名词统一工作委员会，直至1985年成立的全国自然科学名词审定委员会(现已改名为全国科学技术名词审定委员会，简称全国名词委)，其使命和职责都是相同的，都是审定和公布规范名词的权威性机构。现在，参与全国名词委领导工作的单位有中国科学院、科学技术部、教育部、中国科学技术协会、国家自然科学基金委员会、新闻出版署、国家质量技术监督局、国家广播电影电视总局、国家知识产权局和国家语言文字工作委员会，这些部委各自选派了有关领导干部担任全国名词委的领导，有力地推动科技名词的统一和推广应用工作。

全国名词委成立以后，我国的科技名词统一工作进入了一个新的阶段。在第一任主任委员钱三强同志的组织带领下，经过广大专家的艰苦努力，名词规范和统一工作取得了显著的成绩。1992 年三强同志不幸谢世。我接任后，继续推动和开展这项工作。在国家和有关部门的支持及广大专家学者的努力下，全国名词委 15 年来按学科共组建了 50 多个学科的名词审定分委员会，有 1800 多位专家、学者参加名词审定工作，还有更多的专家、学者参加书面审查和座谈讨论等，形成的科技名词工作队伍规模之大、水平层次之高前所未有。15 年间共审定公布了包括理、工、农、医及交叉学科等各学科领域的名词共计 50 多种。而且，对名词加注定义的工作经试点后业已逐渐展开。另外，遵照术语学理论，根据汉语汉字特点，结合科技名词审定工作实践，全国名词委制定并逐步完善了一套名词审定工作的原则与方法。可以说，在 20 世纪的最后 15 年中，我国基本上建立起了比较完整的科技名词体系，为我国科技名词的规范和统一奠定了良好的基础，对我国科研、教学和学术交流起到了很好的作用。

在科技名词审定工作中，全国名词委密切结合科技发展和国民经济建设的需要，及时调整工作方针和任务，拓展新的学科领域开展名词审定工作，以更好地为社会服务、为国民经济建设服务。近些年来，又对科技新词的定名和海峡两岸科技名词对照统一工作给予了特别的重视。科技新词的审定和发布试用工作已取得了初步成效，显示了名词统一工作的活力，跟上了科技发展的步伐，起到了引导社会的作用。两岸科技名词对照统一工作是一项有利于祖国统一大业的基础性工作。全国名词委作为我国专门从事科技名词统一的机构，始终把此项工作视为自己责无旁贷的历史性任务。通过这些年的积极努力，我们已经取得了可喜的成绩。做好这项工作，必将对弘扬民族文化，促进两岸科教、文化、经贸的交流与发展做出历史性的贡献。

科技名词浩如烟海，门类繁多，规范和统一科技名词是一项相当繁重而复杂的长期工作。在科技名词审定工作中既要注意同国际上的名词命名原则与方法相衔接，又要依据和发挥博大精深的汉语文化，按照科技的概念和内涵，创造和规范出符合科技规律和汉语文字结构特点的科技名词。因而，这又是一项艰苦细致的工作。广大专家学者字斟句酌，精益求精，以高度的社会责任感和敬业精神投身于这项事业。可以说，全国名词委公布的名词是广大专家学者心血的结晶。这里，我代表全国名词委，向所有参与这项工作的专家学者们致以崇高的敬意和衷心的感谢！

审定和统一科技名词是为了推广应用。要使全国名词委众多专家多年的劳动成果——规范名词，成为社会各界及每位公民自觉遵守的规范，需要全社会的理解和支持。国务院和4个有关部委［国家科委(今科学技术部)、中国科学院、国家教委(今教育部)和新闻出版署］已分别于1987年和1990年行文全国，要求全国各科研、教学、生产、经营以及新闻出版等单位遵照使用全国名词委审定公布的名词。希望社会各界自觉认真地执行，共同做好这项对于科技发展、社会进步和国家统一极为重要的基础工作，为振兴中华而努力。

值此全国名词委成立15周年、科技名词书改装之际，写了以上这些话。是为序。

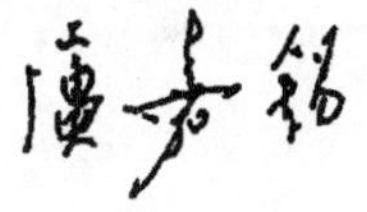

2000年夏

钱三强序

科技名词术语是科学概念的语言符号。人类在推动科学技术向前发展的历史长河中，同时产生和发展了各种科技名词术语，作为思想和认识交流的工具，进而推动科学技术的发展。

我国是一个历史悠久的文明古国，在科技史上谱写过光辉篇章。中国科技名词术语，以汉语为主导，经过了几千年的演化和发展，在语言形式和结构上体现了我国语言文字的特点和规律，简明扼要，蓄意深切。我国古代的科学著作，如已被译为英、德、法、俄、日等文字的《本草纲目》《天工开物》等，包含大量科技名词术语。从元、明以后，开始翻译西方科技著作，创译了大批科技名词术语，为传播科学知识，发展我国的科学技术起到了积极作用。

统一科技名词术语是一个国家发展科学技术所必须具备的基础条件之一。世界经济发达国家都十分关心和重视科技名词术语的统一。我国早在1909年就成立了科学名词编订馆，后又于1919年中国科学社成立了科学名词审定委员会，1928年大学院成立了译名统一委员会。1932年成立了国立编译馆，在当时教育部主持下先后拟订和审查了各学科的名词草案。

新中国成立后，国家决定在政务院文化教育委员会下，设立学术名词统一工作委员会，郭沫若任主任委员。委员会分设自然科学、社会科学、医药卫生、艺术科学和时事名词五大组，聘任了各专业著名科学家、专家，审定和出版了一批科学名词，为新中国成立后的科学技术的交流和发展起到了重要作用。后来，由于历史的原因，这一重要工作陷于停顿。

当今，世界科学技术迅速发展，新学科、新概念、新理论、新方法不断涌现，相应地出现了大批新的科技名词术语。统一科技名词术语，对科学知识的传播，新学科的开拓，新理论的建立，国内外科技交流，学科和行业之间的沟通，科技成果的推广、应用和生产技术的发展，科技图书文献的编纂、出版和检索，科技情报的传递等方面，都是不可缺少的。特别是计算机技术的推广使用，对统一科技名词术语提出了更紧迫的要求。

为适应这种新形势的需要，经国务院批准，1985年4月正式成立了全国自然科学名词审定委员会。委员会的任务是确定工作方针，拟定科技名词术语审定工作计划、实施方案和步骤，组织审定自然科学各学科名词术语，并予以公布。根据国务院授权，委员会审定公布的名词术语，科研、教学、生产、经营以及新闻出版等各部门，均应遵照使用。

全国自然科学名词审定委员会由中国科学院、国家科学技术委员会、国家教育委员会、中国科学技术协会、国家技术监督局、国家新闻出版署、国家自然科学基金委员会分别委派了正、副主任担任领导工作。在中国科协各专业学会密切配合下，逐步建立各专业审定分委员会，并已建立起一支由各学科著名专家、学者组成的近千人的审定队伍，负责审定本学科的名词术语。我国的名词审定工作进入了一个新的阶段。

这次名词术语审定工作是对科学概念进行汉语订名，同时附以相应的英文名称，既有我国语言特色，又方便国内外科技交流。通过实践，初步摸索了具有我国特色的科技名词术语审定的原则与方法，以及名词术语的学科分类、相关概念等问题，并开始探讨当代术语学的理论和方法，以期逐步建立起符合我国语言规律的自然科学名词术语体系。

统一我国的科技名词术语，是一项繁重的任务，它既是一项专业性很强的学术性工作，又涉及亿万人使用习惯的问题。审定工作中我们要认真处理好科学性、系统性和通俗性之间的关系；主科与副科间的关系；学科间交叉名词术语的协调一致；专家集中审定与广泛听取意见等问题。

汉语是世界五分之一人口使用的语言，也是联合国的工作语言之一。除我国外，世界上还有一些国家和地区使用汉语，或使用与汉语关系密切的语言。做好我国的科技名词术语统一工作，为今后对外科技交流创造了更好的条件，使我华夏儿女，在世界科技进步中发挥更大的作用，做出重要的贡献。

统一我国科技名词术语需要较长的时间和过程，随着科学技术的不断发展，科技名词术语的审定工作，需要不断地发展、补充和完善。我们将本着实事求是的原则，严谨的科学态度做好审定工作，成熟一批公布一批，提供各界使用。我们特别希望得到科技界、教育界、经济界、文化界、新闻出版界等各方面同志的关心、支持和帮助，共同为早日实现我国科技名词术语的统一和规范化而努力。

钱三强

1992 年 2 月

前　言

耳鼻咽喉头颈外科学是研究耳、鼻、咽喉、气管与食管及头颈部疾病的一门临床学科，除涉及与此相关的基础医学外，还与声学、电子学及医学生物工程等密切相关，而且与其他临床学科也有广泛的交叉。因此，现代耳鼻咽喉头颈外科学已远不是传统耳鼻喉学科的概念和范围。

为适应现代医学的发展，全国科学技术名词审定委员会（简称全国科技名词委）和中华医学会名词审定委员会启动了医学名词的审定工作，2021 年 3 月成立了耳鼻咽喉头颈外科学名词审定分委员会和编写委员会。编写工作由山东省耳鼻喉医院牵头，全国 20 余个省（自治区、直辖市）专家参与，并形成了由 90 余人组成的编写委员会。在全国科技名词委的指导下，编写委员会首先确定了术语框架，完成了初步的收集、筛选和注释工作，之后又进行了三轮编写委员会内部的交叉审读。2023 年 4 月在济南召开了第一次审定会议，邀请国内耳鼻咽喉头颈外科学知名专家进行审定，形成一审稿件，之后又由审定委员会和编写委员会专家进行了广泛讨论，并邀请中华医学会杂志社《中华耳鼻咽喉头颈外科杂志》编辑部专家参与名词审定工作，形成三审稿件，共计 1782 条。历经多次专家函审和线下审阅，以及四次会议讨论，最后经全国科技名词委修改后形成了终审稿。

《耳鼻咽喉头颈外科学名词》的编纂是一项重要的基础性工作，对于促进学科发展、医学教育与交流具有十分重要的意义。由于耳鼻咽喉头颈外科在解剖上的特殊性，对有些专业名词的准确描述和释义并非易事，需要反复推敲，有些基本概念的传统释义和现代认识也存在较大差异，在如何保持传统名词用法的基础上实现新的释义，编写团队做出了很大努力，期望能为读者呈现一本准确、简洁、专业的名词释本。

由衷感谢全体编审人员的辛勤付出，感谢全国科技名词委专家的悉心指导。由于耳鼻咽喉头颈外科学相关领域不断拓展、研究内容不断深入，新的名词不断涌现，全体编审人员虽做出最大努力，书中仍可能存在不足之处，恳请读者提出宝贵意见，以期再版时完善。

耳鼻咽喉头颈外科学名词审定分委员会

2025年1月

编 排 说 明

一、本书公布的是耳鼻咽喉头颈外科学名词，共 1782 条，每条名词均给出了定义或注释。

二、全书分 3 部分：耳科、鼻科、咽喉-头颈外科。

三、正文按汉文名所属学科的相关概念体系排列。汉文名后给出了与该词概念相对应的英文名。

四、每个汉文名都附有相应的定义或注释。定义一般只给出其基本内涵，注释则扼要说明其特点。当一个汉文名有不同的概念时，则用（1）、（2）等表示。

五、一个汉文名对应几个英文同义词时，英文词之间用“,”分开。

六、凡英文词的首字母大、小写均可时，一律小写；英文除必须用复数者，一般用单数形式。

七、“[ ]”中的字为可省略的部分。

八、主要异名和释文中的条目用楷体表示。“全称”“简称”是与正名等效使用的名词；“又称”为非推荐名，只在一定范围内使用；“俗称”为非学术用语；“曾称”为被淘汰的旧名。

九、正文后所附的英汉索引按英文字母顺序排列；汉英索引按汉语拼音顺序排列。所示号码为该词在正文中的序码。索引中带“*”者为规范名的异名或在释文中出现的条目。

目　录

索引

1 耳　科

1.1 耳　解　剖

1.1.1 耳 ear
司听觉和平衡觉的外周感觉器官。按解剖部位可分为外耳、中耳和内耳三部分。

1.1.2 外耳 external ear
由耳廓及外耳道组成的收集和传导声波的解剖结构。

1.1.2.1 耳廓 auricle
又称“耳郭”。位于头部两侧，由韧带、肌肉、软骨和皮肤构成的贝壳样解剖结构。左右对称，与外耳道构成外耳。

1.1.2.1.1 耳轮 helix
耳廓的外侧边缘，由卷曲的软骨和皮肤构成。

1.1.2.1.2 耳轮脚 crus of helix
耳轮前部向后延续的横嵴。将耳甲分为上部的耳甲艇和下部的耳甲腔。

1.1.2.1.3 耳廓结节 auricular tubercle
又称“达尔文结节（Darwin tubercle）”。位于耳轮后部上端的一小的不恒定突起。

1.1.2.1.4 对耳轮 antihelix
位于耳轮前方并与其大致平行的弧形隆起。

1.1.2.1.5 对耳轮脚 crura of antihelix
围绕三角窝的上、下两突起。包括对耳轮上脚和对耳轮下脚。

1.1.2.1.6 三角窝 triangular fossa
位于对耳轮上脚和对耳轮下脚之间、耳廓上部的三角形凹陷。

1.1.2.1.7 耳舟 scapha
又称“耳舟状窝（scaphoid fossa of auricle）”。耳轮与对耳轮之间的纵行凹陷。

1.1.2.1.8 耳甲 auricular concha
耳廓前方的凹陷。位于耳轮前部和对耳轮之间，被耳轮脚分为上部的耳甲艇和下部的耳甲腔。

1.1.2.1.9 耳甲艇 cymba of auricular concha
耳轮脚上方的小凹陷。为耳甲的上半部分。

1.1.2.1.10 耳甲腔 cavity of auricular concha
耳轮脚下方的小凹陷。为耳甲的下半部分。

1.1.2.1.11 耳屏 tragus
外耳道口前方的耳廓软骨突起。为外耳道的软骨延续。

1.1.2.1.12 对耳屏 antitragus
耳轮末端的前方、耳垂上方和耳屏后方的耳廓软骨突起。由耳屏间切迹分隔耳屏和对耳屏。

1.1.2.1.13 耳屏间切迹 intertragic notch
耳廓下部的耳屏和对耳屏之间的凹陷。

1.1.2.1.14 耳前切迹 anterior notch of ear
耳屏与耳轮脚之间的凹陷。

1.1.2.1.15 耳垂 auricular lobule

耳廓的最下部分。由皮肤、脂肪和结缔组织构成，无软骨。

1.1.2.1.16　耳廓背　dorsum auriculae

耳廓的背侧。一般呈弧形、半浅碗状，与乳突部相对。

1.1.2.1.17　耳廓后沟　posterior sulcus of auricle

耳廓背与乳突部之间形成的浅弧形沟。

1.1.2.1.18　颅耳角　cranioauricular angle

耳廓背侧平面与头颅侧面形成的夹角。

1.1.2.2　外耳道　external acoustic meatus

自外耳道口至鼓膜的盲管。长2.5～3.5cm，由软骨部和骨部组成。

1.1.2.2.1　外耳道口　opening of external acoustic meatus

外耳道通向外界的开口。

1.1.2.2.2　外耳道峡　isthmus meatus acoustic external

骨性外耳道最狭窄处。成人距鼓膜约5mm。

1.1.2.2.3　外耳道软骨切迹　notches in cartilage of external acoustic meatus

又称“圣托里尼裂（Santorini fissure）”。外耳道软骨前部由纤维组织填充的2～3个垂直裂隙。为外耳道与腮腺之间感染互相传播的途径。

1.1.2.2.4　鼓切迹　tympanic notch

又称“里维纳斯切迹（Rivinus notch）”。鼓沟上部的缺口。由鼓膜松弛部填充。

1.1.2.2.5　耵聍腺　ceruminous gland

外耳道软骨部皮肤内分泌耵聍的腺体。

1.1.2.2.5.1　耵聍　cerumen

又称“耳垢（earwax）”。外耳道软骨部耵聍腺的分泌物。

1.1.2.2.6　外耳道软骨部　cartilaginous part of external auditory meatus

外耳道的软骨部分。约占其外侧1/3。

1.1.2.2.7　外耳道骨部　bone part of external auditory meatus

外耳道的骨性部分。约占外耳道内侧2/3。

1.1.2.2.8　耳颞神经　auriculotemporal nerve

起自下颌神经后干，向后分为两支，包绕脑膜中动脉，在其后方合为一支，穿过腮腺，分布于耳颞部皮肤的神经。

1.1.2.2.9　迷走神经耳支　auricular branch of vagus nerve

又称“阿诺尔德神经（Arnold nerve）”。由迷走神经上神经节发出、分布于外耳道和耳廓背侧皮肤的分支。刺激外耳道可引起咳嗽反射。

1.1.3　中耳　middle ear

连接外耳与内耳的结构。包括鼓室、咽鼓管、鼓窦及乳突。

1.1.3.1　鼓室　tympanic cavity

颞骨内鼓膜与鼓岬之间的不规则含气腔。分为上鼓室、中鼓室和下鼓室三部分。容积1～2ml，向前借咽鼓管与鼻咽部相通，向后以鼓窦入口与鼓窦及乳突气房相通。

1.1.3.1.1　上鼓室　epitympanum

鼓膜紧张部上缘平面以上的鼓室腔。

1.1.3.1.2　中鼓室　mesotympanum

鼓膜紧张部上下缘平面之间，即鼓膜与鼓室内壁之间的鼓室腔。

1.1.3.1.3　下鼓室　hypotympanum

鼓膜紧张部下缘平面之下，下达鼓室底的鼓

室腔。

1.1.3.1.4　前庭窗　vestibular window

又称“卵圆窗（oval window）”。位于鼓岬后上方小凹内的椭圆形解剖结构。为镫骨足板及其周围的环韧带所封闭，向内通向内耳的前庭。

1.1.3.1.4.1　窗前裂　fissula ante fenestram

前庭前缘遗留的内生软骨层的发育和骨化不全。

1.1.3.1.5　蜗窗　cochlear window

又称“圆窗（round window）”。位于鼓岬后下方小凹内的类圆形解剖结构。为蜗窗膜所封闭，向内通耳蜗的鼓阶。

1.1.3.1.6　匙突　cochleariform process

前庭窗前上方的突起。为鼓膜张肌半管的鼓室端弯曲向外所形成。鼓膜张肌的肌腱绕过匙突，向外达锤骨柄与锤骨颈交界处的内侧。

1.1.3.1.7　砧骨窝　incudal fossa

位于鼓窦入口的底部、面神经管水平段与垂直段相交处后方的小窝。容纳砧骨短脚。

1.1.3.1.8　锥隆起　pyramidal eminence

位于鼓室后壁的锥状小突起。镫骨肌腱由此发出而止于镫骨颈后方。

1.1.3.1.9　鼓室窦　tympanic sinus

在中鼓室后方，介于前庭窗、蜗窗和鼓室后壁之间的空隙。位于岬小桥和岬下脚之间，面神经垂直段、锥隆起和镫骨肌腱的后内侧。

1.1.3.1.10　面神经隐窝　facial nerve recess

位于中鼓室后部的三角形空隙。内界为锥隆起及面神经垂直段，外界为深部外耳道后壁与鼓索神经，上方为砧骨窝。

1.1.3.1.11　听骨　auditory ossicle

人体最小且相互连接的一组小骨。位于鼓室内，起传导及放大声音的作用。包括锤骨、砧骨和镫骨。

1.1.3.1.11.1　锤骨　malleus

三块听骨中位于最外侧的一块。形状如锤，由头、颈、短突、长突和柄组成，与砧骨体形成锤砧关节。

1.1.3.1.11.2　砧骨　incus

三块听骨中位于中间的一块。形状如砧，分为体、长脚和短脚，与镫骨形成砧镫关节。

1.1.3.1.11.2.1　砧骨豆状突　lenticular process of incus

砧骨长脚末端膨大向内的突起。砧骨以此与镫骨头形成砧镫关节。

1.1.3.1.11.3　镫骨　stapes

三块听骨中位于最内侧的一块。形状如马镫，分为头、颈、前足弓、后足弓和足板。颈部后方有镫骨肌腱附着，足板呈椭圆形，借环韧带连接于前庭窗。

1.1.3.1.11.3.1　镫骨足板　foot plate of stapes

镫骨的一部分，呈椭圆形，借环韧带连接于前庭窗。

1.1.3.1.12　听骨链　ossicular chain

由锤骨、砧骨和镫骨组成的骨关节链。

1.1.3.1.13　鼓膜张肌　tensor tympani muscle

起自咽鼓管软骨部、蝶骨大翼和鼓膜张肌管壁的鼓室肌肉。其肌腱向后绕过匙突呈直角向外止于锤骨颈，收缩时牵拉锤骨柄向内，增加鼓膜张力。

1.1.3.1.14　镫骨肌　stapedius muscle

起自锥隆起的内壁，肌腱自锥隆起穿出，向前止于镫骨颈后缘的鼓室肌肉。收缩时牵拉镫骨头向后，减少内耳压力。

1.1.3.1.15　鼓室隐窝　recesses of tympanic cavity
覆盖听骨和韧带的鼓室黏膜所形成的间隙。均开口于鼓室。

1.1.3.1.16　锤骨前隐窝　anterior recess of malleus
锤骨头、鼓室前壁和前、上锤骨韧带之间的间隙。

1.1.3.1.17　砧骨上隐窝　superior recess of incus
砧骨短脚上方的间隙。

1.1.3.1.18　砧骨下隐窝　inferior recess of incus
砧骨短脚下方的间隙。

1.1.3.1.19　鼓膜上隐窝　superior recess of tympanic membrane
又称“普鲁萨克间隙（Prussak recess）”。由锤骨颈和鼓膜松弛部之间的黏膜形成的间隙。

1.1.3.1.20　鼓膜前隐窝　anterior recess of tympanic membrane
位于鼓膜与锤骨前襞之间的间隙。居于中鼓室的前上部。

1.1.3.1.21　鼓膜后隐窝　posterior recess of tympanic membrane
位于鼓膜与锤骨后襞之间的间隙。居于中鼓室的后上部。

1.1.3.1.22　鼓室隔　tympanic diaphragm
分隔中、上鼓室的听骨和黏膜皱襞。

1.1.3.1.23　鼓前峡　anterior tympanic isthmus
鼓室隔前部连接中、上鼓室的通道。位于鼓膜张肌腱之后、镫骨及砧骨长脚之前，内侧为骨迷路，外侧为砧骨体。作用为中上鼓室通气引流。

1.1.3.1.24　鼓后峡　posterior tympanic isthmus
鼓室隔后部连接中、上鼓室的通道。后界为鼓室后襞及锥隆起，前界为砧骨内侧皱襞，外侧为砧骨短脚及砧骨后韧带，内侧为镫骨及其肌腱。作用为中上鼓室通气引流。

1.1.3.1.25　鼓室丛　tympanic plexus
位于鼓室内侧壁的黏膜内，由鼓室神经与来自颈内动脉交感丛的神经纤维构成的神经丛。

1.1.3.1.26　鼓索神经　chorda tympani nerve
自面神经垂直段的中部向前上方发出的分支。于锥隆起的外侧进入鼓室，经锤骨柄上部和砧骨长脚之间，向前下方由岩鼓裂出鼓室，与舌神经联合终于舌前2/3处，司味觉和唾液分泌。

1.1.3.1.27　上鼓室外侧壁　lateral wall of epitympanum
又称“盾板（scutum）”。鼓膜以上的上鼓室外侧的骨壁，位于锤骨头与锤骨颈的外侧，其内侧为鼓膜上隐窝。

1.1.3.1.28　鼓岬　promontory
鼓室内侧壁中央的骨性突起。为耳蜗底转所在处。

1.1.3.1.28.1　岬小桥　ponticulus
鼓岬后方的两条水平骨嵴中的居上者。

1.1.3.1.28.2　岬下脚　subiculum promontorii
鼓岬后方的两条水平骨嵴中的居下者。

1.1.3.1.29　鼓室盖　tegmen tympani
鼓室上方的薄层骨质。为乳突顶延伸至鼓室和鼓膜张肌半管上部的薄骨板。

1.1.3.1.30　鼓膜　tympanic membrane
位于鼓室与外耳道之间，中心微向内凹入的椭圆形半透明膜性结构，分为紧张部和松弛部两部分。通过感受声波振动传导声音。

1.1.3.1.30.1　鼓膜紧张部　pars tensa
鼓膜通过纤维环固定于鼓沟内的部分，占鼓膜的下3/4。由上皮层、纤维层和黏膜层组成。

1.1.3.1.30.2　鼓膜松弛部　pars flaccida
鼓膜在鼓切迹处附于颞骨鳞部的部分，占鼓膜的上1/4。由上皮层和黏膜层组成。

1.1.3.1.30.3　鼓膜脐部　umbo of tympanic membrane
鼓膜中心最凹处。相当于锤骨柄的尖端。

1.1.3.1.30.4　锤凸　malleolar prominence
鼓膜脐部上方稍向前达紧张部上缘处的灰白色小突起。

1.1.3.1.30.5　锤纹　malleolar stria
鼓膜脐与锤凸之间的白色条纹。为锤骨柄透过鼓膜紧张部表面的映影。

1.1.3.1.30.6　鼓膜光锥　optical conic of tympanic membrane
自鼓膜脐部向前下达鼓膜边缘的三角形反光区。系外来光线被鼓膜的凹面反射而成。

1.1.3.1.30.7　锤骨前襞　anterior malleolar fold
自锤凸向前至鼓切迹前端的鼓膜皱襞。

1.1.3.1.30.8　锤骨后襞　posterior malleolar fold
自锤凸向后至鼓切迹后端的鼓膜皱襞。

1.1.3.2　咽鼓管　pharyngotympanic tube
又称"欧氏管（Eustachian tube）"。连通鼻咽部与鼓室的管道。由鼓室端的骨性部和咽端的软骨部组成，主要功能是保持鼓膜两侧气压平衡。

1.1.3.2.1　咽鼓管咽口　pharyngeal opening of pharyngotympanic tube
咽鼓管在鼻咽侧壁、下鼻甲后方的漏斗状开口。

1.1.3.2.2　咽鼓管圆枕　torus tubarius
咽鼓管咽口的前、上、后处的唇状隆起。为咽鼓管软骨末端突起所形成。

1.1.3.2.3　咽鼓管鼓室口　tympanic opening of pharyngotympanic tube
咽鼓管在鼓室前壁鼓膜张肌半管下方的开口。

1.1.3.2.4　咽鼓管腭韧带　salpingopalatine ligament
咽鼓管腭皱襞内的致密结缔组织。

1.1.3.2.5　咽鼓管咽皱襞　salpingopharyngeal fold
咽鼓管圆枕向下延伸的垂直黏膜皱襞，内有咽鼓管咽肌。

1.1.3.2.6　咽鼓管腭皱襞　salpingopalatine fold
咽鼓管圆枕向前延伸至软腭的黏膜皱襞。内有咽鼓管腭韧带。

1.1.4　内耳　inner ear
又称"迷路（labyrinth）"。分为骨迷路和膜迷路，位于颞骨岩部内，包括耳蜗、前庭和半规管，司听觉和平衡觉。

1.1.4.1　骨迷路　bony labyrinth
颞骨岩部内由密质骨构成的腔隙。包括骨性耳蜗、前庭和骨半规管。

1.1.4.1.1　骨半规管　bony semicircular canal
位于前庭后上方的3个弓状弯曲、互相成直角的骨管。依其所在位置分别称外骨半规管、前骨半规管、后骨半规管。

1.1.4.1.1.1　骨壶腹　bony ampullae
骨半规管一端的膨大结构。其内容纳相应的膜壶腹。

1.1.4.1.1.2 骨总脚 common bony crus

由前骨半规管和后骨半规管的非膨大端融合构成的结构，共同开口于前庭。

1.1.4.1.1.3 外骨半规管 lateral semicircular canal

又称“水平骨半规管”。侧方的弓形骨半规管。

1.1.4.1.1.4 前骨半规管 anterior semicircular canal

又称“上骨半规管”。前上方的弓形骨半规管。位于弓状隆起深面。

1.1.4.1.1.5 后骨半规管 posterior semicircular canal

后方的弓形最长的骨半规管。

1.1.4.1.2 ［内耳］前庭 vestibule

骨半规管与耳蜗之间的卵圆形不规则腔室。外侧壁上有前庭窗和蜗窗，分别由镫骨足板和蜗窗膜所封闭。容纳椭圆囊和球囊。

1.1.4.1.2.1 前庭嵴 vestibular crest

前庭腔内面从前上向后下弯曲的斜行骨嵴。

1.1.4.1.2.2 球囊隐窝 spherical recess

位于前庭嵴的前方，容纳球囊的凹陷。

1.1.4.1.2.3 椭圆囊隐窝 elliptical recess

位于前庭嵴的后方，容纳椭圆囊的凹陷。

1.1.4.1.2.4 蜗管隐窝 cochlear recess

位于前庭嵴后下端分叉处的凹陷。

1.1.4.1.3 耳蜗 cochlea

位于前庭的前面，形似蜗牛壳的听觉器官。由中央蜗轴和周围的骨蜗管组成。

1.1.4.1.3.1 蜗螺旋管 cochlear spiral canal

围着蜗轴旋绕的骨管。被从蜗轴伸出的骨螺旋板分为上、下2个腔，上腔又被前庭膜分为2个腔，故其内共有3个腔，从上至下分别为前庭阶、中阶、鼓阶。

1.1.4.1.3.2 前庭阶 scala vestibuli

蜗螺旋管中前庭膜以上的部分。一端在蜗底与前庭相通，另一端在蜗顶部通过蜗孔与鼓阶相通，内含外淋巴。

1.1.4.1.3.3 中阶 scala media

又称“膜蜗管（membranous cochlea）”。蜗螺旋管中位于前庭膜与骨螺旋板之间的螺旋形膜性管道。横切面呈三角形，含内淋巴。

1.1.4.1.3.4 鼓阶 scala tympani

蜗螺旋管中位于下方的管腔。起自蜗窗，为蜗窗膜所封闭。在蜗顶部通过蜗孔与前庭阶相通，内含外淋巴。

1.1.4.1.3.5 蜗孔 helicotrema

由螺旋板钩、蜗轴板和中阶顶盲端共同围成的孔。前庭阶、中阶和鼓阶的外淋巴经此相通。

1.1.4.1.3.6 罗森塔尔管 Rosenthal canal

骨螺旋板与蜗轴相接的基部内的螺旋形小管。内有螺旋神经节，其外周突即蜗神经纤维，通过骨螺旋板内的小管，在其鼓唇处穿过神经孔分布于内毛细胞和外毛细胞。

1.1.4.1.3.7 缰孔 habenula perforata

罗森塔尔管中放射状地分布于骨螺旋板的一组小孔。每孔各有一条蜗神经纤维束分布于耳蜗螺旋器。

1.1.4.2 膜迷路 membranous labyrinth

位于颞骨岩部骨迷路内的连续膜性管道。包括前庭内的椭圆囊和球囊、3个骨半规管内的3个膜半规管，以及耳蜗内的膜蜗管。

1.1.4.2.1　椭圆囊　utricle

位于前庭后上部的一椭圆形囊状结构。内有椭圆囊斑，通过椭圆球囊管与球囊相通。

1.1.4.2.2　球囊　saccule

位于前庭下方、靠近耳蜗前庭阶开口处的球囊隐窝内的扁球形囊状结构。内有球囊斑。

1.1.4.2.3　耳蜗前庭膜　vestibular membrane of cochlea

又称"赖斯纳膜（Reissner membrane）"。从骨螺旋板斜向骨蜗管外上壁伸出的膜状结构，即中阶的上壁。

1.1.4.2.4　耳蜗基底膜　basilar membrane cochlea

骨螺旋板骨膜增厚部分。起自骨螺旋板游离缘的鼓唇，向外止于蜗螺旋管外壁基底膜嵴，构成中阶的下壁。

1.1.4.2.5　［耳蜗］螺旋器　spiral organ of cochlea

又称"科蒂器（organ of Corti）"。位于膜蜗管基底膜的听觉感受器。由内外毛细胞、支持细胞和盖膜等组成。

1.1.4.2.6　膜半规管　membranous semicircular canal

位于骨半规管内并附着于其外侧壁的膜管。管腔约占骨半规管腔隙的1/4，壶腹部充满骨壶腹的大部分空间。

1.1.4.2.6.1　膜壶腹　membranous ampullae

膜半规管在骨壶腹处的膨大部分。内含壶腹嵴，与椭圆囊相通。

1.1.4.2.7　前庭终器　vestibular end organs

外半规管、前半规管、后半规管的壶腹嵴及椭圆囊斑和球囊斑的统称。

1.1.4.2.7.1　壶腹嵴　crista ampullaris

位于膜壶腹内的一横行镰状隆起。上有高度分化的感觉上皮，有前庭神经壶腹支的纤维分布，系重要的平衡感觉器。

1.1.4.2.7.2　椭圆囊斑　macula utriculi

椭圆囊上端底部及前壁上的感觉上皮，呈白斑状卵圆形增厚区。有前庭神经椭圆囊支的纤维分布。

1.1.4.2.7.3　球囊斑　macula sacculi

球囊内前壁的感觉上皮，呈长圆形的斑状增厚区。有前庭神经球囊支的纤维分布。

1.1.4.2.8　内淋巴管　endolymphatic duct

前接椭圆球囊管，与椭圆囊及球囊相通，后止于岩骨后面硬脑膜间内淋巴囊的膜性管道。其管腔内有瓣膜，可防止逆流。

1.1.4.2.8.1　内淋巴囊　endolymphatic sac

内淋巴管末端的膨大部分。包括位于前庭水管内的骨部和两层硬脑膜之间的硬脑膜部。

1.1.4.2.9　椭圆球囊管　utriculosaccular duct

位于椭圆囊前壁内侧、连接球囊和内淋巴管的管腔。

1.1.4.2.10　膜迷路连合管　ductus reuniens of membranous labyrinthine

位于球囊前下端、与蜗管相通的膜性管腔。

1.1.4.3　毛细胞　hair cell

感受听觉和位置觉刺激的感觉上皮细胞。可分为耳蜗毛细胞（包括内毛细胞和外毛细胞）和前庭毛细胞（包括Ⅰ型毛细胞和Ⅱ型毛细胞）。

1.1.4.3.1　耳蜗毛细胞　cochlear hair cell

位于耳蜗内感受听觉的感觉上皮细胞。分为内、外毛细胞，内毛细胞在内柱细胞的内侧排成1列，外毛细胞通常有3列。内、外毛细胞的底端分别由内指细胞和外指细胞承托，并与螺旋神经节细胞的周围突形成突触联系。

1.1.4.3.1.1 内毛细胞 inner hair cell
螺旋器中由内指细胞支持的毛细胞。呈长颈瓶形，排成一列，游离面的静纤毛排列成“V”形或弧线形。

1.1.4.3.1.2 外毛细胞 outer hair cell
螺旋器中由外指细胞支持的毛细胞。呈高柱状,通常排成三列,游离面的静纤毛排列成“W”形或“V”形。

1.1.4.3.2 前庭毛细胞 vestibular hair cell
位于前庭器官内的感受运动觉和位置觉刺激的感觉上皮细胞。

1.1.4.3.2.1 Ⅰ型毛细胞 type Ⅰ hair cell
位于囊斑与壶腹嵴的呈杯状的毛细胞。外形与耳蜗的内毛细胞相似。

1.1.4.3.2.2 Ⅱ型毛细胞 type Ⅱ hair cell
位于囊斑与壶腹嵴的呈柱状的毛细胞。与耳蜗的外毛细胞相似。

1.1.4.4 指细胞 phalangeal cell
螺旋器中的一种支持细胞。呈高柱状，其底部附着于基底膜，顶部伸出指状突起支持和包绕相应的毛细胞。

1.1.4.4.1 内指细胞 inner phalangeal cell
位于内柱细胞内侧的一排指细胞。

1.1.4.4.2 外指细胞 outer phalangeal cell
又称“戴特斯细胞（Deiters cell）”。位于外柱细胞外侧的三排指细胞。

1.1.4.5 柱细胞 pillar cell
螺旋器中的一种支持细胞。两端较大，相互连接成板状，底部附着在基底膜上，中间较细，且相互分开。

1.1.4.5.1 内柱细胞 inner pillar cell
靠近骨螺旋板的柱细胞。

1.1.4.5.2 外柱细胞 outer pillar cell
远离骨螺旋板的柱细胞。

1.1.4.6 内淋巴 endolymph
充填于膜迷路内的液体。含类似细胞内液的低钠高钾离子成分。

1.1.4.7 外淋巴[液] perilymph
充填于膜迷路与骨迷路之间的液体。含类似细胞外液的高钠低钾离子成分。

1.1.4.8 耳石 otolith
覆于前庭毛细胞纤毛上方的以碳酸钙结晶为主的颗粒。

1.1.4.9 耳石膜 otolithic membrane
椭圆囊和球囊毛细胞的纤毛上方覆盖的一层胶体膜。由多层以碳酸钙结晶为主的耳石颗粒和蛋白质构成。

1.1.4.10 耳石器 otolith organs
椭圆囊斑和球囊斑的统称。主要功能是感受直线加速度的刺激，反射性地产生眼球运动及体位调节运动等，维持人体静平衡功能。

1.1.4.11 半规管壶腹嵴帽 ampullar cupula of semicircular canal
覆盖半规管壶腹嵴毛细胞的一种凝胶状结构。内淋巴的运动可使其与毛细胞相互接触。

1.1.5 颞骨 temporal bone
一对形状不规则的颅骨。位于颅两侧，参与构成颅底和颅腔侧壁，由鳞部、鼓部、乳突部、岩部和茎突组成。

1.1.5.1 颞骨鳞部 squamous portion of temporal bone
颞骨前上部形似鱼鳞的部分。前接蝶骨大翼，上为顶骨，后连颞骨乳突部，内连颞骨岩部；分内、外两面，上、前、下三缘。

1.1.5.1.1　下颌窝　mandibular fossa
颧突前根关节结节后侧的椭圆形窝。由颞骨鳞部和岩部构成。

1.1.5.1.2　颧突　zygomatic process
颞骨外侧面前下缘向前突出的部分。

1.1.5.1.3　[颧突]关节结节　articular tubercle
颧突前根连接颧突下缘处的向内圆形突起部。

1.1.5.1.4　[颧突]关节后突　retroarticular process
介于下颌窝和外耳门之间的突起。

1.1.5.1.5　颞线　temporal line
颧突后根从颧突上缘经过外耳门上方向后延伸形成的一条略微隆起的弧形骨线。

1.1.5.1.6　乳突上嵴　supramastoid crest
颞线后段近顶切迹处呈略突起的弧形骨线。

1.1.5.1.7　外耳道后上棘　suprameatal spine
颞线之下，骨性外耳道口后上缘处的骨性小突起。

1.1.5.1.8　蝶鳞缝　sphenosquamosal suture
颞骨鳞部前缘与蝶骨大翼后缘之间的锯齿状缝。

1.1.5.1.9　岩鳞裂　petrosquamous fissure
下颌窝内侧，颞骨岩部前缘外侧部与鳞部相接的部分。

1.1.5.1.10　鳞鼓裂　tympanosquamous fissure
下颌窝后面，关节窝内侧与鼓部之间的裂隙。为颞骨鳞部与鼓部的融合处。

1.1.5.1.11　顶切迹　parietal notch
颞骨鳞部顶缘与乳突部交界处的凹形切迹。

1.1.5.1.12　颅骨星点　asterion of skull
人字缝、枕乳突缝和顶乳突缝的交点。若此处有缝间骨存在，则以三缝主轴的交点为星点。

1.1.5.2　颞骨乳突部　mastoid portion of temporal bone
颞骨鳞部后下方的锥状突起。

1.1.5.2.1　鼓乳裂　tympanomastoid fissure
颞骨鼓部与乳突部于外耳门后方延续至茎突根部相结合的骨缝。

1.1.5.2.2　道上三角区　suprameatal triangle
又称“筛区（cribriform area）”。在乳突外侧面、道上棘后方，外耳道后壁向上延伸与颞线相交所成的表面粗糙的三角形区域。是乳突手术时确定鼓窦的重要标志。

1.1.5.2.3　乳突孔　mastoid foramen
乳突外侧面近后缘处贯穿骨内外的孔。位置、大小不定，有乳突导血管通过此孔将枕静脉与乙状窦沟通。

1.1.5.2.4　乳突切迹　mastoid notch
乳突尖内侧的深沟，有二腹肌附着。

1.1.5.2.5　乙状窦沟　sigmoid sulcus
乳突内侧面容纳乙状窦的弯曲深沟，介于横窦沟与颈静脉孔之间。

1.1.5.2.5.1　乙状窦　sigmoid sinus
位于乙状窦沟内的静脉窦。为横窦的延续，向前内于颈静脉孔处延续为颈内静脉。

1.1.5.2.6　乳突气房　mastoid cell
乳突部骨质中的多个含气小腔。按气化程度可分为四型：气化型、板障型、硬化型和混合型。

1.1.5.2.7　鼓窦　antrum

乳突上部最大的气房，与上鼓室相通。

1.1.5.2.7.1　鼓窦入口　aditus ad antrum tympanicum

位于鼓室后壁上部的通道。上鼓室借此与鼓窦相通。

1.1.5.2.8　乳突导静脉　mastoid emissary vein

经乳突孔连接耳后静脉或枕静脉与乙状窦或横窦相通。

1.1.5.2.9　克尔纳隔　Körner septum

乳突浅深气房之间的一薄层骨板。由颞骨鳞部在发育过程中过度向乳突伸展形成。

1.1.5.2.10　气化型乳突　pneumatic type mastoid

乳突气化良好，气房较大而间隔的骨壁较薄的乳突类型。

1.1.5.2.11　板障型乳突　diploetic type mastoid

乳突气化不良，气房小而多，形如颅骨板障的乳突类型。

1.1.5.2.12　硬化型乳突　sclerotic type mastoid

乳突未气化，骨质致密的乳突类型。多由于婴儿时期鼓室受羊水刺激，细菌感染或局部营养不良所致。

1.1.5.2.13　混合型乳突　mixed type mastoid

同时具有气化型、板障型和硬化型中2种或3种气化特点的乳突类型。

1.1.5.3　颞骨鼓部　tympanic portion of temporal bone

又称“鼓骨（tympanic bone）”。位于颞骨鳞部之下、岩部之外、乳突部之前的扁曲的“U”形骨板。构成骨性外耳道的前壁、下壁和部分后壁。

1.1.5.3.1　岩鼓裂　petrotympanic fissure

颞骨鼓部内侧与岩部连接处的裂隙。

1.1.5.3.2　鼓环　tympanic annulus

鼓膜边缘的纤维环。上部缺如，附着于颞骨鼓部内端的鼓沟内。

1.1.5.3.3　鼓沟　tympanic sulcus

颞骨鼓部内端的半环性窄沟。鼓膜紧张部边缘的纤维软骨环嵌附于其内。

1.1.5.3.4　外耳门　external acoustic pore

骨性外耳道的开口。

1.1.5.4　颞骨岩部　petrous portion of temporal bone

位于颅底蝶骨和枕骨之间，向上和前内侧倾斜，颞骨呈三棱锥形的部分。分为一底，一尖，三面，即前面、后面和下面，包括上缘、后缘和前缘。尖向前内，底向后外。内有内耳迷路等结构。

1.1.5.4.1　三叉神经压迹　trigeminal impression

颞骨岩部前面近岩尖处容纳三叉神经半月神经节的凹陷。

1.1.5.4.2　弓状隆起　arcuate eminence

颞骨岩部前面中央由前半规管形成的圆形骨性隆起。

1.1.5.4.3　前庭水管　vestibular aqueduct

位于颞骨岩部的连接骨迷路与颅后窝脑脊液的骨性通道。其内包含内淋巴管、内淋巴囊骨性部分和小动、静脉。

1.1.5.4.3.1　前庭水管外口　external aperture of vestibular aqueduct

颞骨岩部后面内淋巴囊裂的开口。经骨性前庭水管通至骨迷路的前庭，有内淋巴管经过。

1.1.5.4.4　弓形下窝　subarcuate fossa
内耳门与内淋巴囊裂之间上方的小凹陷。有硬脑膜的小血管穿过。

1.1.5.4.5　颈静脉窝　jugular fossa
颞骨岩部下面鼓部内侧后方的深窝。容纳颈静脉球的顶部。

1.1.5.4.6　乳突小管　mastoid canaliculus
开口于颈静脉窝骨壁上的小管。其内走行迷走神经耳支。

1.1.5.4.7　鼓室神经　tympanic nerve
又称“雅各布森神经（Jacobson nerve）”。起于岩神经节的舌咽神经鼓室支。通过颈动脉外口和颈静脉窝之间薄骨嵴上的鼓室小管进入鼓室。

1.1.5.4.8　耳蜗导水管　cochlear aqueduct
简称“蜗水管”。由颈静脉窝前内方向外上略偏前方通到骨迷路耳蜗基底近蜗窗处，蛛网膜下腔与耳蜗鼓阶间的通路。外淋巴经此管入蛛网膜下腔。

1.1.5.4.9　内耳道　internal acoustic meatus
又称“内听道”。起自颅后窝的内耳道口，穿过颞骨岩部，止于内耳道底的管道；长约1cm，外端以一垂直而有筛状小孔的骨板封闭。有面神经和听神经及迷路血管经过。

1.1.5.4.10　内耳道底　fundus of internal acoustic meatus
又称“内听道底”。封闭内耳道外端的垂直而有筛状小孔的骨板。构成内耳的前庭和耳蜗内侧壁的大部分。

1.1.5.4.11　内耳道口　internal acoustic porus
又称“内听道口”。颞骨岩部后面中央偏内的骨孔。大致呈扁圆形，后缘较锐而突起，前缘较平而无明显边缘。

1.1.5.4.12　[内耳道]垂直嵴　[internal acoustic meatus] vertical crest
又称“比尔嵴（Bill bar）”。内耳道底横嵴上方的骨性隆起，将其分隔为前方的面神经区和后方的前庭上神经区。

1.1.5.4.13　[内耳道]横嵴　[internal acoustic meatus] transverse crest
分隔内耳道底为上、下两部分的一横行骨嵴。

1.1.5.4.14　鼓室小管　tympanic canaliculus
自鼓室前壁向上的小管，下口位于颈动脉管外口和颈静脉窝之间。内有鼓室神经及咽升动脉鼓室支通过。

1.1.5.4.15　迷路动脉　labyrinthine artery
由基底动脉或小脑前下动脉分出的内耳主要供血动脉。其随第Ⅶ、Ⅷ对脑神经进入内耳道后分为3支：前庭支、前庭蜗支和蜗支。

1.1.5.5　颞骨茎突　styloid process of temporal bone
鼓骨下面向前下方突出的细长骨性结构。

1.1.5.5.1　茎乳孔　stylomastoid foramen
茎突与乳突之间的骨孔。面神经由此出颞骨。

1.1.5.6　螺旋神经节　spiral ganglion
位于耳蜗蜗轴的罗森塔尔小管内的蜗神经神经元胞体。依其形态分为两型：Ⅰ型，神经元为双极神经元；Ⅱ型，神经元为假单极神经元。

1.1.5.7　[位]听神经　acoustic nerve
又称“前庭蜗神经（vestibulocochlear nerve）”。第Ⅷ对脑神经，由蜗神经和前庭神经组成。于延髓和脑桥之间离开脑干，同面神经进入内耳道。

1.1.5.8　初级听皮质　primary auditory cortex
大脑皮质中感受听觉电刺激，产生听觉的部

位。人的主要听觉皮质位于颞叶上回布罗德曼皮质区第41、42区。

1.1.5.8.1　前庭上神经　superior part of vestibular nerve

由内耳道底部的前庭神经上部神经元胞体周围突穿过壶腹筛区进入前庭后形成的神经。包含椭圆囊壶腹神经、椭圆囊神经、前壶腹神经、外壶腹神经4个神经束。

1.1.5.8.1.1　椭圆囊壶腹神经　utriculoampullary nerve

分布于椭圆囊斑和壶腹嵴的神经束。

1.1.5.8.1.2　椭圆囊神经　utricular nerve

分布于椭圆囊斑的神经束。

1.1.5.8.1.3　前壶腹神经　anterior ampullary nerve

分布于前骨半规管壶腹嵴的神经束。

1.1.5.8.1.4　外壶腹神经　lateral ampullary nerve

分布于外骨半规管壶腹嵴的神经束。

1.1.5.8.2　前庭下神经　infer part of vestibular nerve

由内耳道底部的前庭神经下部神经元胞体周围突在内耳道形成的神经。包含球囊神经、后壶腹神经2个神经束。

1.1.5.8.2.1　球囊神经　spherical nerve

穿过球囊筛区止于球囊斑的神经束。

1.1.5.8.2.2　后壶腹神经　posterior ampullary nerve

分布于后骨半规管壶腹嵴的神经束。

1.1.5.8.3　单型神经盏　simple calyx ending

进入前庭终器感觉上皮层后，以包绕一个Ⅰ型前庭毛细胞的形态与前庭毛细胞相接触的前庭神经节的周围突。

1.1.5.8.4　复型神经盏　complex calyx ending

进入前庭终器感觉上皮层后，以灯盏样包绕2～4个Ⅰ型前庭毛细胞与前庭毛细胞相接触的前庭神经节的周围突。

1.1.5.9　前庭神经节　vestibular ganglion

又称“斯卡尔帕神经节（Scarpa ganglion）”。位于内耳道底部的前庭神经神经元胞体。主要由双极神经元构成，传导前庭末梢器官毛细胞的兴奋冲动，分为上前庭神经节和下前庭神经节两部分；两神经节之间有神经分支相联系。

1.1.5.10　面神经　facial nerve

第Ⅶ对脑神经。出脑干后走行于颞骨中，自茎乳孔出颞骨，是人体中穿过骨管最长的脑神经。含有运动纤维、感觉纤维及副交感纤维成分的混合神经，其中大部分属运动纤维，小部分为感觉纤维和副交感纤维。主要支配面部肌肉活动。

1.1.5.10.1　面神经运动神经核上段　supranuclear segment of facial nerve

额叶中央前回下端的面神经皮质中枢，至脑桥下部面神经运动核的节段。

1.1.5.10.2　面神经运动神经核段　nuclear segment of facial nerve

面神经根在脑桥中离开面神经核后，绕过展神经核至脑桥下缘穿出的节段。

1.1.5.10.3　面神经小脑脑桥角段　cerebellopontine angle segment of facial nerve

面神经自离开脑桥后，跨过小脑脑桥角，抵达内耳道口处的节段。

1.1.5.10.4　面神经内耳道段　internal auditory canal segment of facial nerve

面神经由内耳道口进入内耳道，偕同听神经到达内耳道底部的节段。

1.1.5.10.5　面神经迷路段　labyrinthine segment of facial nerve

面神经由内耳道底的前上方进入面神经管，向外于前庭与耳蜗之间到达膝状神经节处（含膝神经节）的节段。

1.1.5.10.5.1　面神经膝状神经节　geniculate ganglion of facial nerve

迷路段面神经膝状弯曲部，面神经在此换神经元。岩浅大神经自其前方分出。

1.1.5.10.6　面神经鼓室段　tympanic segment of facial nerve

又称“面神经水平段（horizontal segment of facial nerve）”。面神经在鼓室内壁走行的节段。始于匙突前上方的膝状神经节，止于鼓窦入口底部锥隆起平面。

1.1.5.10.7　面神经乳突段　mastoid segment of facial nerve

又称“面神经垂直段（vertical segment of facial nerve）”。面神经自锥隆起平面到茎乳孔的节段。

1.1.5.10.8　面神经颞骨外段　extratemporal segment of facial nerve

面神经出茎乳孔后的节段，穿行腮腺，进入支配的面部表情肌。

1.1.5.10.9　岩浅大神经　greater superficial petrosal nerve

自膝神经节前方分出的面神经分支。经翼管神经到蝶腭神经节，分布于泪腺及鼻腔腺体。

1.1.5.10.10　镫骨肌神经　stapedial nerve

发自锥隆起后方的面神经分支。经锥隆起内小管到镫骨肌，司镫骨肌的收缩运动。

1.1.5.10.11　中间神经　intermediate nerve

位于小脑脑桥角处、面神经与听神经之间的神经。由面神经的感觉纤维和副交感纤维组成。司外耳道皮肤感觉等。

1.1.5.11　侧颅底解剖

1.1.5.11.1　颅中窝　middle cranial fossa

位于颅底中部的凹陷。前界以蝶骨小翼后缘和部分蝶骨体与颅前窝相邻,后界为颞骨岩部上缘及鞍背与颅后窝，两侧为颞骨鳞部及蝶骨大翼。

1.1.5.11.2　颅后窝　posterior cranial fossa

位于颅底后部的凹陷。前界以颞骨岩部上缘及鞍背与颅中窝分界，两侧界为顶乳突缝，后侧以枕骨鳞部的横沟为界。

1.1.5.11.3　岩尖　petrous apex

颞骨岩部的尖端，钝而不规则。位于蝶骨大翼后缘和枕骨基底部的夹角内。

1.1.5.11.4　小脑脑桥角　cerebello-pontine angle

小脑、脑桥、延髓三者交界处的三角形区域。听神经和面神经从此出脑干进入内耳道。

1.1.5.11.5　颞下窝　infratemporal fossa

位于颧弓下方颅底的一个潜在间隙。前方到上颌骨后表面和眶下裂，后方到颞骨乳突部和鼓部，上方到蝶骨大翼和颞骨鳞部，内侧界为蝶骨翼突、斜坡外侧部分、第1颈椎和颞骨岩部的下表面，外侧到颧弓和下颌骨升支，下方到二腹肌后腹的上缘和下颌角。

1.1.5.11.6　侧颅底区　lateral skull base

沿眶下裂和岩枕裂各作一延长线，向内交角于鼻咽顶部，向外分别止于颞骨岩部和乳突后缘，此两线之间的三角形区域。

1.2 耳生理和病理

1.2.1 听觉 auditory sense
声波作用于听觉器官，使其感受细胞兴奋，并通过听神经发放冲动，经各级听觉中枢处理后引起的声音感觉。

1.2.1.1 听阈 auditory threshold
又称“最小可听强度(minimal audible level)”。(1)人耳刚好能听到的最小声音强度；(2)一个人分辨出一个声音存在所需要的最小声音强度。

1.2.1.2 最大可听阈 maximal auditory threshold
当声波的强度在听阈以上继续增加时，听觉的感受也相应增强，但当强度增加到某一限度时，它引起的将不单是听觉，同时还会引起鼓膜疼痛感觉的临界点。

1.2.1.3 听域 auditory domain
不同频率振动的听阈曲线与最大可听阈曲线所包含的面积。

1.2.1.4 听域图 auditory domain diagram
针对每一个振动频率的听阈和最大可听阈绘制的表示人耳对振动频率和强度的感受范围的坐标图。

1.2.1.5 气传导 air conduction
简称“气导”。声波经空气介导，引起鼓膜-听骨链机械振动，传入内耳外淋巴的过程。

1.2.1.6 骨传导 bone conduction
简称“骨导”。声波通过颅骨传导到内耳，使内耳淋巴液发生振动的过程。

1.2.1.6.1 移动式骨导 translatory mode of bone conduction
声波作用于颅骨，整个头颅包括耳蜗作为一个整体往复振动，淋巴液的位移落后于耳蜗壁，引起基底膜发生往返的位移，刺激毛细胞而感音的过程。

1.2.1.6.2 压缩式骨导 compressional mode of bone conduction
耳蜗壁随着通过颅骨传导的声波疏密时相而膨大或缩小，导致基底膜的振动，进而刺激毛细胞而感音的过程。

1.2.1.7 剪切运动 shearing motion
声音刺激传导至基底膜时，盖膜和基底膜分别以骨螺旋板前庭唇和鼓唇为轴上下位移，在盖膜和网状层间产生的相对位移现象。

1.2.1.8 行波学说 travelling wave theory
声波的振动在耳蜗基底膜以行波的方式运动的学说。最大位移部位为相对应的频率在基底膜上的部位。

1.2.1.8.1 部位学说 place theory
频率感受是基于沿基底膜行波的最大位移位置的学说。耳蜗作为一整体的共振器，每一个声频在基底膜上具有相应的共振部位。

1.2.1.9 声反射 acoustic reflex
强声刺激诱发的中耳肌肉反射性收缩。属中耳的生理性保护机制。

1.2.1.10 镫骨肌反射 stapedius reflex
一定强度的声刺激诱发的镫骨肌收缩。

1.2.1.10.1 传导复响 conductive recruitment
听骨链固定导致的患耳传导性耳聋，声刺激患耳时能够在健耳记录到镫骨肌反射的现象。

1.2.1.11 耳声发射 otoacoustic emission，OAE
产生于耳蜗，经听骨链及鼓膜传导释放入外耳道的可检测声信号。

1.2.1.11.1 自发性耳声发射 spontaneous otoacoustic emission

在无刺激声的情况下，外耳道内记录到的单频或多频、窄带频谱及类似纯音的稳态声信号。

1.2.1.11.2 诱发性耳声发射 evoked otoacoustic emission

由声刺激诱发的与耳蜗外毛细胞有关的低声压级声信号。

1.2.1.11.3 瞬态诱发性耳声发射 transiently evoked otoacoustic emission，TEOAE

又称“延迟诱发性耳声发射（delayed evoked otoacoustic emission，DEOAE）”。短时程声刺激诱发的有5～10ms潜伏期的耳声发射信号。

1.2.1.11.4 频率刺激性耳声发射 stimulus frequency otoacoustic emission

由单个低强度的持续性纯音刺激所诱发，可在外耳道记录到与刺激频率相同的耳声发射信号。

1.2.1.11.5 畸变产物耳声发射 distortion product otoacoustic emission，DPOAE

由两个呈一定频比关系的持续性纯音所诱发的、不同于刺激频率的耳声发射信号。频率与这两个刺激声的频率相关。

1.2.1.12 蜗内电位 endocochlear potential，EP

以前庭阶外淋巴为零电位参考，在耳蜗内淋巴记录到的+50～+80mV的直流电位。

1.2.1.13 耳蜗微音电位 cochlear microphonic，CM

耳蜗对声音刺激所产生的一种交流性质电位。起源于毛细胞顶部表皮板与内淋巴交界面的两侧。

1.2.1.14 ［毛细胞］总和电位 [hair cell] summating potential，SP

在中等或较强声波刺激时，由毛细胞产生的一种直流性质的电位变化。

1.2.1.15 听神经动作电位 auditory nerve action potential

声刺激经耳蜗换能后由初级听神经所产生的传入性电信号。作用是向中枢传递声音信息。

1.2.1.16 听神经复合动作电位 compound auditory nerve action potential，CAP

通过容积导体传导到电极部位记录到的从听神经干或耳蜗附近引导的许多听神经纤维同步放电的电位变化。

1.2.1.17 耳蜗微音反应 cochlear microphonic response

耳蜗接受声音刺激时，在耳蜗附近记录到一种特殊电位的现象。

1.2.1.18 耳蜗微音器效应 cochlear microphonic effect

又称“维弗-布雷效应（Wever-Bray phenomenon）”。声音作用于耳蜗时，耳蜗可产生与刺激声频率高度契合的动作电位，且该电位经过合适的放大处理，可以清晰地重现刺激声的现象。

1.2.1.19 障碍效应 baffle effect

耳廓和头部结构形成的障碍，使低频声绕射，而高频声相对增强的现象。

1.2.1.20 头影效应 head shadow effect

波长小于头颅大小的声波从头颅侧方到达一侧耳时受头颅阻隔，导致对侧耳声压减小的现象。

1.2.1.21 双音压制 two-tone suppression

第二个纯音的存在使第一个纯音引起的听神经纤维放电频率下降的现象。是耳蜗非线性生理特征的表现。

1.2.1.22　掩蔽效应　masking effect
由于另一种声音的存在而使其听阈提高的现象。

1.2.1.23　耳间强度差　interaural intensity difference
由于声音的传播媒质对声波的衰减反应，声音强度随距离而变化，以及头影效应的存在，使得近声源耳听到的声音强、远声源耳听到的声音弱的现象。

1.2.1.24　耳间时差　interaural difference
从声源发出的声音先后到达双耳的时间差。

1.2.1.25　耳间时间延迟　interaural time delay
到达对侧耳的声音要比到达声源侧耳的时间晚的现象。

1.2.1.26　耳间衰减　interaural attenuation
声信号经颅骨从一侧耳传至对侧耳时的声能损失和声强衰减。

1.2.1.27　耳睑反射　auriculopalpebral reflex
由声刺激引起的瞬目反应。

1.2.1.28　方位辨差阈　location difference limen
能够辨别声源方向的最小差异。

1.2.1.29　复听　diplacusis
音色、音调感觉失真的听觉现象。表现为患耳和健耳将同一纯音听成两个不同音色和音调的声音。

1.2.1.30　单耳复听　monaural diplacusis
一耳将一个声音感知成两个不同声音的现象。

1.2.1.31　交叉听力　cross hearing
又称“影子听力（shadow hearing）”。在测试聋耳或听力较差耳听阈时，刺激声尚未达受试耳听阈，却经颅骨传至对侧耳被听及的现象。

1.2.1.32　辨音　tonal discrimination
区分不同声音的感知过程。

1.2.1.33　辨音不能　acousmatagnosis
不能区分两个不同声音的现象。

1.2.1.34　传声损失　sound transmission loss
声音在空气或其他介质传播的过程中能量的损失。

1.2.1.35　错听　otosis
对声音的理解错误导致的对言语理解能力下降的现象。

1.2.1.36　幻听　auditory hallucination
又称“听幻觉”。没有声音刺激时出现对声音的知觉体验。受试者认为听到声音但实际上没有发声的一种病理状态。

1.2.1.37　非听觉性效应　non-auditory effect
噪声引起的身体其他器官或系统失调或异常的现象。包括沟通障碍、厌烦及情绪低落等不舒适感。

1.2.1.38　听觉适应　auditory adaptation
持续的声音刺激引起听觉感受性下降的现象。

1.2.1.39　听觉疲劳　auditory fatigue
听觉器官在高强声的持续刺激后出现的听觉敏度下降的现象。

1.2.1.40　耳廓反射　pinna reflex
听觉刺激引起的耳廓不随意运动。

1.2.1.41　误听　paracusia
又称“威利斯误听（Willis paracusia）”。个体在嘈杂环境中反而比安静环境中听得更清楚的现象。常见于耳硬化症患者。

1.2.1.42　重振反应　recruiting response
响度增长感超过声强刺激增长的现象。某些耳蜗病变时，随着声刺激强度的增加，人耳对阈上强度声的响度感觉出现异常迅速增长。

1.2.1.42.1　不全重振　partial recruitment
对听力损失耳给予高强度纯音刺激时，患耳纯音响度接近但仍低于正常听力耳同声强纯音响度的现象。

1.2.1.42.2　超重振　over recruitment
耳蜗病变导致的随声强增加响度过度增长，以致同等强度声刺激时病变耳响度增长超过正常耳的现象。

1.2.1.42.3　完全重振　complete recruitment
相同强度的声刺激时，听力损失耳的纯音响度与听力正常耳纯音响度相等的现象。此时双耳的听阈差不复存在。

1.2.1.43　自听增强　autophony
中耳病变所致，感觉自身产生的声音响度异常增加或有共鸣的现象。

1.2.1.44　病理性听觉适应　abnormal auditory adaptation
感音神经性聋特别是神经性聋时，听觉疲劳现象较正常明显，听觉适应现象在程度及速度上均超出正常范围的现象。

1.2.1.45　听觉敏度　auditory acuity
辨别声音频率、声强的能力。

1.2.2　声音　sound
能引起听觉的声波振动。

1.2.2.1　噪声　noise
发声体做无规则振动时发出的，影响人正常学习、工作和休息的声音。

1.2.2.1.1　冲击噪声　impact noise
短时程断续性噪声。通常由非爆炸性机械撞击产生，如打桩或铆钉声，与脉冲噪声的区别在于其上升和持续时间较长。

1.2.2.1.2　脉冲噪声　impulse noise
瞬时上升、持续时间短的断续噪声。通常由射击或爆炸产生。与冲击噪声的区别在于其上升和持续时间较短。

1.2.2.1.3　宽带噪声　broad-band noise
带宽范围内各频率能量均等的具有连续频谱的宽带声。

1.2.2.1.4　窄带噪声　narrow-band noise
以测听频率为中心频率的带通滤波噪声。在纯音测听中起掩蔽作用。

1.2.2.1.5　粉红噪声　pink noise
频谱的强度与频率成反比的宽带噪声。

1.2.2.1.6　白噪声　white noise
各频率具有相同能量的宽带噪声。

1.2.2.1.7　言语噪声　speech noise
经滤波成为与言语声谱类似的宽带噪声。

1.2.2.2　语音　speech sound
发音器官发出的负载语义信息的声音。包括不同的谐音、短音和噪音。

1.2.2.3　纯音　pure tone
单一频率的声音。

1.2.2.4　谐音　harmonics
含有多种频率成分的声音，其中有一种为基本频率，其余频率为该基本频率的简单乘积或比值。

1.2.2.5　短声　click
由单个持续时间为50～200μs的矩形波电脉冲输出到耳机或扬声器产生的声音。是一种宽频带信号，频率特异性较差，频率范围为0.5～

5kHz，主要集中在2～4kHz。

1.2.2.6　短纯音　tone burst，TB

快速上升、下降，持续时间短的短时程音。其持续时间足以被感知为具有音调的短暂纯音。与纯音具有类似的音调感觉，但时程仅为数十至200ms的纯音段。具有一定的频率特征，同时又是一个短时程信号，便于引起听神经纤维的同步放电。

1.2.2.7　短音　tone pip

最大振幅持续时间不超过1个周期的短纯音。

1.2.3　平衡觉　equilibratory sensation

对自身身体平衡状态、头部运动速度和方向的感觉。

1.2.3.1　埃瓦尔德定律　Ewald law

有关半规管平面和内淋巴流动方向，以及诱发性眼震和头部运动方向之间关系的定律。

1.2.3.2　前庭眼反射　vestibulo-ocular reflex

刺激半规管和耳石器时，通过前庭眼束引起眼球运动的现象。

1.2.3.3　前庭脊髓反射　vestibulo-spinal reflex

刺激前庭引起脊髓反射的现象。功能是通过调节颈部、躯干及四肢抗重力肌肉的肌张力和运动协调头部与身体的平衡状态。

1.2.3.4　前庭反应协调　vestibular harmony

前庭感受器受刺激后，通过各级中枢及其投射联系引起的眩晕、眼震、平衡失调、倾倒及自主神经的系列反应。

1.2.3.5　前庭反应分离　vestibular dissociation

病变发生在前庭神经核以上者，只出现一部分前庭异常反应，而另一部分前庭反应仍保持正常的现象。

1.2.3.6　前庭习服　vestibular habituation

前庭系统对持续存在或重复发生的刺激出现反应性降低或消失的现象。实质是前庭中枢对无关刺激的排除作用，属于前庭中枢的抑制效应。易由相同的反复弱刺激引起，具有方向性、传递性，可存在数周至数月。

1.2.3.7　前庭适应　vestibular adaptation

长时间刺激引起的前庭反应减弱现象。刺激去除后数分钟，前庭功能即可恢复到原反应水平。

1.2.3.8　前庭代偿　vestibular compensation

单侧前庭功能丧失所引起的症状由于中枢性代偿在数日至数月内消失的现象。

1.2.3.9　前庭冲动复制　vestibular pattern copy

当机体受到复杂而有节律的综合刺激时，中枢神经系统即可将这种传入的前庭冲动复制，在刺激消失后尚可保留数小时至数日，以致外来刺激虽已消失，机体还存在着与受刺激时相似的前庭反应的现象。

1.2.4　耳心反射　ear cardiac reflex

外耳道受到物理刺激时，脉搏出现强度和节律变化的现象。系外耳道迷走神经刺激所致。

1.3　耳 检 查 法

1.3.1　耳镜　otoscope

形如漏斗，口径大小不一，用以检查耳道及鼓膜、鼓室情况的器械。

1.3.1.1　电耳镜　electro-otoscope

一种自带光源和放大镜的耳镜。

1.3.1.2　鼓气耳镜　pneumatic otoscope

又称“西格勒耳镜（Siegle otoscope）”。可在外耳道产生正负压，同时观察鼓膜活动度的一种特殊类型耳镜。

1.3.2　耳内镜　ear endoscope

一种用于观察耳部的冷光源硬质内镜。可观察耳部细微病变，同时可进行治疗操作。

1.3.3　鼓膜检查

1.3.3.1　鼓膜充血　tympanic membrane congestion

鼓膜血管扩张的现象。轻度充血锤骨柄处有条纹状充血，或自脐部向四周呈放射状充血。重度充血呈弥漫性鲜红色，常为外耳道或中耳急性炎症所致。

1.3.3.2　鼓膜内陷　tympanic membrane retraction

鼓膜向中耳腔移位的现象。表现为锤凸突出，锤骨柄后上移位，光锥变形或消失。

1.3.3.3　鼓膜混浊　tympanic membrane turbidity

鼓膜增厚失去光泽，表面标志不清，呈局部或广泛的白色混浊或局限性发白增厚的瘢痕，有时可见界限分明的黄白色钙化斑的现象。

1.3.3.4　蓝鼓膜　blue tympanic membrane

由于鼓室、鼓膜或鼓室周围乃至全身病变所致鼓膜呈现蓝色的征象。

1.3.3.5　鼓膜穿孔　tympanic membrane perforation

鼓膜在受到直接或间接外力作用或炎症因素的作用下发生的破损。

1.3.4　咽鼓管检查法

1.3.4.1　咽鼓管吹张法　eustachian tube insufflation

通过主动或被动将气流经咽鼓管压入鼓室，以了解咽鼓管功能的方法。

1.3.4.1.1　瓦尔萨瓦法　Valsalva method

通过让受试者以手指将两鼻翼向内压紧、闭口，同时用力呼气，借助听诊鼓膜振动声或观察鼓膜运动评估咽鼓管是否通畅的方法。由17世纪的意大利解剖学家瓦尔萨瓦（Valsalva）首先命名。

1.3.4.1.2　波利策法　Politzer method

一种检查咽鼓管功能的方法。让受试者含水，检查者将波氏球前端的橄榄头塞于受试者一侧前鼻孔，另一侧前鼻孔以手指紧压，嘱受试者将水吞下，于吞咽之际，检查者迅速紧压波氏球。该方法以19世纪匈牙利耳科学家亚当·波利策（Adam Politzer）的名字命名。

1.3.4.1.3　咽鼓管导管吹张法　eustachian catheterization

通过一根插入咽鼓管咽口的咽鼓管导管，向咽鼓管吹气，同时借助连接于受试耳和检查者耳的听诊管，听诊空气通过咽鼓管时的吹风声，由此来判断咽鼓管通畅度的方法。

1.3.4.2　鼓室滴药法　tympanic dropping test

通过向鼓室内滴（注）入有味药液，以检查鼓膜穿孔者咽鼓管是否通畅的方法。

1.3.4.2.1　咽鼓管荧光素试验法　eustachian tube fluorescein test

通过将0.05%荧光素生理盐水1～3ml滴入外耳道内，让受试者做吞咽动作10次，然后坐起，用加滤光器的紫外线照射咽部，记录黄绿色荧光在咽部出现的时间，以评估咽鼓管是否通畅的方法。10min内出现者示咽鼓管通畅。

1.3.4.3　咽鼓管造影术　eustachiumography

通过鼓膜穿孔将35%碘造影剂引入鼓室，经过外耳道加压或让碘液自然流动通过咽鼓管进入鼻咽部，同时拍摄X线影像，以了解咽鼓管的解剖形态及自然排液功能的检查法。

1.3.4.4 鼓室内镜检查法 tympanic endoscopy test
经过鼓膜穿孔，用硬管鼓室内镜观察咽鼓管鼓室口的方法。

1.3.4.5 吞咽试验 swallowing test
通过将听诊管两端的橄榄头分别置于受试者和检查者的外耳道口，当受试者做吞咽动作时，通过听诊了解鼓膜随吞咽动作的运动，评估咽鼓管功能的方法。

1.3.4.6 声测法 sonotubometry
经鼻腔给予5kHz、6kHz、7kHz或8kHz声信号，当吞咽时用声管仪测定外耳道声压的变化而间接评定咽鼓管功能的检查方法。此声压改变可用曲线表示，对照静止及吞咽时曲线的特征及振幅大小，分析咽鼓管功能状态。

1.3.4.7 正负压平衡穿孔试验 positive and negative pressure balance perforation test
用于鼓膜穿孔情况下，将探头置于外耳道内密封固定，分别于外耳道内加压或减压，用声阻抗/导纳仪观察外耳道内压力改变及吞咽后的压力改变以判断咽鼓管平衡正负压功能的方法。

1.3.4.8 鼓室压力图测试 tympanic pressure test
分别于外耳道内加压或减压，采用声导抗仪测试鼓室压力并绘制曲线图，观察外耳道内压力改变及吞咽后压力的改变，了解咽鼓管功能的方法。

1.3.5 听力检查 hearing test
通过测量、试验与比较观察和判断，对听力损失的程度和性质及病变部位进行评价的方法。分为主观测听法和客观测听法。

1.3.5.1 测听 audiological test
测定听觉敏度的检查手段。以确定有无听力损失及损失程度和性质。

1.3.5.1.1 本底噪声 background noise
与测试声信号无关的外部环境声。

1.3.5.1.2 标准测听阈 standard hearing threshold
在规定条件下，在测试中对多次给予的声信号，察觉次数在一半以上的最小声强(dB HL)。

1.3.5.1.3 方向补偿 direction compensation
又称“方向调整”。在助听器选配过程中需要降低噪声等原因，使某些方向的增益高于其他方向的技术。

1.3.5.1.4 标准听力零级 standard audiometric zero level
平均正常听力耳不同测听频率可听见的纯音最小声压级。

1.3.5.1.5 最大不适阈 maximum discomfort threshold
刺激声增强至刚引起不舒适感时的最低声强。

1.3.5.1.6 不适响度 uncomfortable loudness
引起不适感的声强。

1.3.5.1.7 部分噪声暴露指数 partial noise exposure index
暴露声级与暴露时间的关系指数。

1.3.5.1.8 不调合性双耳复听 diplacusia binauralis disharmonica
双耳对同一频率的声音分别有不同音调感的现象。

1.3.5.1.9 鼓膜电极 tympanic electrode
置于鼓膜表面记录耳蜗电活动的金属电极。

1.3.5.1.10 鼓岬电极 transtympanic electrode

穿透鼓膜置于鼓岬的针状电极。用作耳蜗电图的记录电极和鼓岬电刺激测试的刺激电极。

1.3.5.1.11 标准耳机 standard earphone

在输入额定电功率或电压条件下，能够发出大小恒定、频率范围宽、频响不均匀度小且稳定性较好的声信号，用于校准仿真耳的耳机。

1.3.5.1.12 声谱图 spectrogram

用声谱仪描绘出的语音三维图。三维图纵坐标为频率，横坐标为时间，轨迹的密度表示强度。

1.3.5.1.13 隔声室 sound-proof booth

用于听力测试的封闭空间。可将受试者与周围的环境隔绝，一般要求背景噪声≤30dB（A）。

1.3.5.1.13.1 测听室 audiometric test booth

用于测定听力的专用隔声室。

1.3.5.2 主观测听法 subjective audiometry

观察受试者对声音刺激主观判断的测听法。如耳语检查法、秒表检查法、音叉检查法、听力计检查法等。

1.3.5.2.1 语言检查法 language test

通过耳语试验和话语试验判断听力正常与否，了解听力情况和听力障碍性质的检查法。只能测听力的一般情况，难以精确估计聋的程度。

1.3.5.2.2 耳语检查法 whisper test

检查者立于距受试者6m处，以简单字句、词汇发出耳语声，使受试者复诵，如不能复诵，则不提高语音，重复发出1～2次耳语声的听力检查方法。如6m处听不到，则检查者可逐渐走向受试者，直到能听清并复诵无误为止。

1.3.5.2.3 话语检查法 verbal test

受试者只在很近的距离才能听到耳语时，听距增为12m、20m，选用日常生活中的常用词或数目字词汇，采用低声耳语、普通耳语、低声话语、普通话语、高声话语进行听力检查的方法。

1.3.5.2.4 表声检查法 watchsound test

记录听到表声的距离，并与正常耳比较（受试耳听距/正常耳听距）的检查方法。一般采用秒表。

1.3.5.2.5 音叉检查法 tuning fork inspection method

将音叉放于距耳道口约1cm处、颅骨上，分别检查气导和骨导听力的方法。

1.3.5.2.5.1 ［音叉］骨导听力检查 bone conduction test

将振动的音叉柄放在头部，振动通过颅骨传至内耳的听力检查方法。排除了外耳及中耳病变的影响。

1.3.5.2.5.2 ［音叉］气导听力检查 air conduction test

将振动的音叉放置于外耳道口，检查声音通过气传导到内耳是否正常的方法。

1.3.5.2.5.3 音叉试验 tuning fork test

通过使用音叉检查空气传导和骨传导听力的方法。

1.3.5.2.5.3.1 林纳试验 Rinne test，RT

又称“气骨导比较试验（air conduction and bone conduction comparison test）”。用于比较受试耳空气传导和骨传导的方法。敲击音叉后将音叉柄底紧压于受试耳的颞骨乳突部，让受试者听其振动的声音，当听不到声音时，将音叉双臂移到同侧外耳道口约1cm处测其气导听力。

1.3.5.2.5.3.2 韦伯试验 Weber test，WT

又称“骨导偏向试验（bone conduction deviation test）”。用于比较受试者两耳骨传导听力的方法。敲击音叉后将音叉柄底部紧压于前额部，同时让受试者仔细辨别音叉声偏向何侧。

1.3.5.2.5.3.3　施瓦巴赫试验　Schwabach test

又称“骨导对比试验（bone conduction contrast test）”。用于比较受试者与正常人骨传导听力的方法。敲击音叉后将音叉柄底交替放在受试耳和对比耳（正常耳）的颞骨乳突部，交替测试骨导听力时间的长短。

1.3.5.2.5.3.4　盖莱试验　Gelle test

检查鼓膜完整者镫骨是否活动的方法。耳硬化或听骨链固定时，本试验为阴性。

1.3.5.2.6　纯音测听法　pure tone audiometry

使用纯音听力计判断耳聋性质及程度的方法。属于主观测听法。

1.3.5.2.6.1　纯音听阈均值　pure tone average，PTA

纯音听阈测试中，特定频率点的听阈平均值。常用500Hz、1000Hz、2000Hz、4000Hz。

1.3.5.2.6.2　纯音筛选测听　pure tone screening audiometry

快速评估个体在一定频率范围和固定标准的强度级听到声信号的能力，以鉴别需进一步做听力检查的对象的方法。

1.3.5.2.6.3　纯音听力计　pure tone audiometer

利用电声学原理设计而成，能产生各种不同频率、强度的纯音，用于了解受试耳的听觉敏度，估计听觉损害的程度，并可初步判断耳聋类型的仪器。

1.3.5.2.6.4　对侧掩蔽　contralateral masking

当测试听力较差耳听阈时，为避免因交叉听力造成的测试误差，常给较好耳加噪声来掩蔽由对侧受试耳传来的声信号的方法。

1.3.5.2.7　言语测听　speech audiometry

使用标准词汇，通过耳机或自由声场进行听力测试的方法。

1.3.5.2.7.1　言语察觉阈　speech detection threshold，SDT

又称“言语觉察阈（speech awareness threshold）”。能听到的言语信号的最低强度级。

1.3.5.2.7.2　言语识别阈　speech reception threshold，SRT

又称“言语接受阈”。正常受试耳能够听懂50%的测试词汇的最小声强。以dB HL表示。

1.3.5.2.7.3　言语识别率　speech discrimination score，SDS

受试耳能够听懂所测词汇的百分率。

1.3.5.2.7.4　言语听力图　speech audiogram

根据不同声强的言语识别率绘成的曲线。

1.3.5.2.8　小儿行为听力测试　paediatric behavioral audiometry

检查者通过观察小儿表现出来的对声音产生的反应，以确定小儿听觉敏感度的方法。

1.3.5.2.8.1　行为观察测听　behavioural observation audiometry，BOA

对受试儿童发出刺激声，以观察其对刺激声的行为反应的检测方法。适用于0～6个月及不能主动控制头部运动的婴幼儿。

1.3.5.2.8.2　条件定向反应测听　conditional orientation response audiometry

观察受试儿童听到刺激声后，转头寻找声源方向的行为反应的检测方法。适用于1～3岁幼儿。

1.3.5.2.8.2.1　视觉强化测听　visual reinforcement audiometry

应用视觉刺激来强化受试儿童对刺激声的反

应，从而获得受试儿童听觉对刺激声反应信息的检查方法。临床用于评估7个月至2.5岁婴幼儿的听力状况。

1.3.5.2.8.2.2 可触奖品强化操作性条件测听 tangible reinforcement operant conditioning audio-metry，TROCA

通过吸引受试儿童听到刺激声后自己按某一装置的按钮而获得奖品的方法进行的条件反射测听。适用于2～4岁幼儿。

1.3.5.2.8.2.3 有奖强化操作性条件测听 reward-based reinforcement operant conditioning audiometry，RROCA

采用机械盒使儿童或心智缺陷者寻声反应得到强化的检查方法。通常在正常辨识信号出现时给予糖果或饼干类食品鼓励。

1.3.5.2.8.3 游戏测听 playing audiometry

用刺激声结合各种游戏建立条件反射来进行测听的检查方法。适用于3岁以上儿童。

1.3.5.2.9 声场测听 sound field test

在儿童测听或助听器验配中，通过扬声器在声场提供信号以确定听觉敏度或言语识别能力的方法。

1.3.5.3 客观测听法 objective audiometry

通过观察、记录、测量声刺激引起的生理反应来评估听觉敏度的方法。其结果不受受试者主观意志影响。

1.3.5.3.1 声导抗检查 acoustic immittance measurement

一种通过客观测试中耳导纳来判断中耳、内耳、听神经及脑干听觉通路功能的方法。

1.3.5.3.2 声阻抗测听 acoustic impedance audiometry

一种客观测试中耳传音系统功能的方法。声波到达鼓膜时，一部分被吸收并传导，一部分被反射。中耳声阻抗越大，声顺越小，传导越少，反射越多，反射回来的声能可以反映中耳传音功能的情况。

1.3.5.3.2.1 声阻抗 acoustic impedance

声波在介质中传播克服介质分子位移所遇到的阻力。是作用于单位面积的声压与容积速度的比。

1.3.5.3.2.2 声导纳 acoustic admittance

被介质接纳传递的声能。是声阻抗的倒数。

1.3.5.3.2.3 鼓室导抗图 tympanogram

在+1.96～−1.96kPa（+200～−200mmH_2O）气压范围内随外耳道气压连续逐渐调节，鼓膜连续由内向外移动所产生的声顺动态变化，以声导纳函数曲线形式记录下来的一条“人”字形压力声顺函数曲线。

1.3.5.3.2.4 鼓室导抗测听 tympanogram test

将一定强度的探测音引入密闭的外耳道中，通过调节外耳道的压力大小，记录鼓膜反射回外耳道的声能大小，用于客观反映鼓膜和听骨链对声能传导的顺应性，从而了解中耳传音功能改变的检查方法。

1.3.5.3.2.5 静态声导纳值 static compliance value

外耳道与鼓室压力相等时的最大声导纳，即鼓室导抗图峰顶与基线的差距。

1.3.5.3.2.6 声反射衰减试验 acoustic reflex decay test

以500Hz或1000Hz反射阈上10dB的纯音持续刺激10s，镫骨肌反射很快衰减的现象。正常镫骨肌收缩反射无衰减现象，蜗后病变者听觉易疲劳，存在衰减现象。

1.3.5.3.2.7 交叉–非交叉声反射[检查] cross

and non-cross acoustic reflex [examine]
当刺激声从一侧耳传入时，由于神经电信号的交叉传入，可以引起同侧和对侧声反射；通过将同侧和对侧声反射结合起来进行交叉验证的检查方法。

1.3.5.3.3 听觉诱发电位 auditory evoked potential
由声刺激引起的生物源性电位。按潜伏期长短进行分类：10ms以内的为短潜伏期听觉诱发电位，10～50ms的为中潜伏期听觉诱发电位，大于50ms的为长潜伏期听觉诱发电位。短潜伏期听觉诱发电位包括多达7种波，分别命名为波Ⅰ～波Ⅶ。

1.3.5.3.4 听神经电生理学检查 auditory nerve electrophysiology examine
用电生理学检测耳蜗、听神经、脑干及听皮质电活动的方法。主要包括脑电图、脑电地形图、脑干诱发电位、听觉稳态和电反应测听等。

1.3.5.3.4.1 耳声发射检查 otoacoustic emission examination
检测源于耳蜗外毛细胞，经听骨链及鼓膜传导释放于外耳道的声信号的方法。反映耳蜗主动机械活动。

1.3.5.3.4.2 电反应测听 electric response audiometry
利用叠加平均技术记录听觉系统声诱发电位，判断听觉系统功能状态的方法。

1.3.5.3.4.2.1 脑干听觉诱发电位 brainstem auditory evoked potential，BAEP
又称“听性脑干反应（auditory brainstem response，ABR）”。由声刺激引起的神经冲动在脑干听觉传导通路上的电位活动。

1.3.5.3.4.2.2 耳蜗电图 electrocochleogram，ECochG
记录耳蜗、听神经对声刺激反应产生电位活动的电生理技术。包括3种诱发电位：耳蜗微音电位、总和电位及听神经复合动作电位。

1.3.5.3.4.2.3 中潜伏期听性诱发反应 middle latency auditory evoked response，MLR
在给声后12～50ms记录到的诱发电位。主要用于测定脑干以上听觉通路的病变；对婴幼儿和其他难以合作者可以用来鉴定残余听力和进行客观测听，补充测定脑干听觉诱发电位（BAEP）不易准确评估的低频区域听力。

1.3.5.3.4.2.4 40Hz听觉相关电位 40Hz auditory event related potential，40Hz AERP
以40次/秒刺激率的短声或短音，诱发类似波间期为25ms的正弦波电反应。是一种稳态听觉诱发电位。

1.3.5.3.4.2.5 多频稳态诱发反应 audio steady-state response，ASSR
采用经过调制的多频调幅音诱发的大脑稳态电反应。可以分频率测试200～8000Hz的听觉反应。

1.3.5.3.4.2.6 峰值等效声压级 peak equivalent sound pressure level，peSPL
与瞬态信号峰值等效的1000Hz纯音振幅的声压级（dB），在测试听觉诱发电位时用来表示短声刺激声的强度级。

1.3.5.4 阈上听功能测试 suprathreshold audiometry
利用听阈级以上强度的声信号进行听觉功能测试，以鉴别中耳疾病、内耳毛细胞病变、听神经疾病及中枢性聋的一种主观测试方法。主要测试听力减退耳的听觉失真现象。

1.3.5.4.1 双耳交替响度平衡试验 alternate binaural loudness balance test，ABLB
一种在纯音听阈测试基础上，通过比较双耳对声音响度的感知，检查有无响度重振的方法。

适用于一侧耳聋，或两侧耳聋但一侧耳较轻者。

1.3.5.4.2　梅茨重振试验　Metz recruitment test

在纯音听阈和声导抗声反射测试的基础上，通过计算同一频率纯音听阈和镫骨肌声反射阈之间的差值来评定有无重振现象的方法。

1.3.5.4.3　短增量敏感指数试验　short increment sensitivity index test，SISI test

测试受试耳对阈上20dB连续声信号中出现的微弱强度变化（1dB）的敏感性的方法。以每5s出现一次，共计20次声强微增变化中的正确辨别率，即敏感指数来表示。耳蜗病变时，敏感指数可高达80%～100%，正常耳及其他耳聋一般为0～20%。

1.3.5.4.4　音衰变试验　tone decay test

判断耳聋性质的一种方法。选1～2个中频纯音作为测试声，测试受试耳能够持续听到1min刺激声的最低声级。通过刺激声声级和听阈之间的差值判断听力损失性质。正常耳及传导性聋为0～5dB，耳蜗性聋一般为10～25dB，≥30dB属神经性聋。

1.3.5.4.5　响度重振现象　loudness recruitment phenomenon

耳蜗病变时，声强在某一强度值上的进一步增加能引起响度异常增大的现象。

1.3.5.4.6　单耳交替响度平衡试验　alternate monaural loudness balance test，AMLB

当单耳某些频率听觉敏度正常而另一些频率呈感音神经性聋时，用以测试其响度增长或是否有重振的一种听力检查方法。

1.3.6　前庭功能检查　vestibular function test

通过测试前庭自发性或诱发性体征，用以判断前庭系统的功能状态、病变部位与程度的方法。

1.3.6.1　平衡功能检查　balance function test

评价受试者在静态或动态条件下维持身体平衡能力的检查方法。

1.3.6.1.1　龙贝格试验　Romberg test

又称“闭目难立试验”，曾称“昂白试验”。受试者直立，双足并拢，两手指互扣于胸前并向两侧拉紧，观察受试者睁眼及闭目时躯干有无倾倒的试验。平衡功能正常者无倾倒，判为阴性；迷路或小脑病变者出现自发性倾倒。

1.3.6.1.2　曼氏试验　Mann test

又称“强化龙贝格试验（strengthening Romberg test）”。受试者一足在前、另一足在后，前足跟与后足尖相触，闭目站立，观察其是否可以保持平衡的检查方法。

1.3.6.1.3　星形足迹行走试验　Babinski-Weil walking test

一种检测平衡功能的方法。受试者蒙眼，向正前方行走5步，继之后退5步，依法如此行走5次，观察其步态，并计算起点与终点之间偏差角的试验。偏差角大于90°者，示两侧前庭功能有显著差异。

1.3.6.1.4　动态姿势描记法　dynamic posturography

一种检测受试者平衡功能的方法。有两种类型：一种测试受试者在跨步运动中的重心平衡状态；另一种通过改变受试者视野内容或角度，以及改变受试者站立平台或其角度，观察其重心平衡状态。

1.3.6.1.5　过指试验　past-pointing test

检查前庭系统是否存在病变的方法。检查者与受试者相对端坐，检查者双手置于前下方，伸出双示指，请受试者抬高双手，用两手示指同时分别碰触检查者示指，测试时睁眼闭目各做数次，如不能触碰手指，提示迷路及小脑病变。

1.3.6.2 眼震 nystagmus

全称“眼球震颤”。眼球的一种不随意的节律性运动。常见的有前庭性眼震、中枢性眼震、眼性眼震和分离性眼震等。

1.3.6.2.1 眼震慢相 slow component of nystagmus

眼球朝向前庭兴奋性较低侧的缓慢运动。

1.3.6.2.2 眼震快相 quick component of nystagmus

眼球朝向前庭兴奋性较高侧快速回位的运动。

1.3.6.2.3 眼震电图 electronystagmography, ENG

利用皮肤电极和电子技术记录眼球运动时电位变化所得的图形。利用它可对眼震的速度和持续时间进行记录与分析，以判断前庭功能是否正常，确定病变的部位。

1.3.6.2.4 自发性眼震检查 spontaneous nystagmus test

患者固定头部，两眼注视眼前60cm处检查者手指，并随之向前、上、下、左、右注视，观察有无眼震出现的检查方法。应以距中线45°～50°为限，出现眼震时应注意眼震的类型、方向、振幅、频率和持续时间等。

1.3.6.2.5 位置性眼震检查 positional nystagmus

观察改变患者头位和体位后诱发的眼震的检查方法。

1.3.6.2.6 变位性眼震检查 positioning nystagmus

观察头位迅速改变过程中或其后短时间内出现的眼震的检查方法。

1.3.6.3 冷热试验 caloric test

通过将冷、温水或空气注入外耳道内诱发前庭反应，根据眼震的各个参数，评价半规管功能的方法。

1.3.6.3.1 外耳道冷水灌注法 external ear canal infusion of cold water test

以30℃冷水灌洗外耳道（发作时眼震快相所指向的耳道），使刺激后眼震方向指向对侧，以对抗前庭性刺激反应，使眩晕迅速好转的方法。

1.3.6.3.2 外耳道微量冰水法 external ear canal infusion of trace ice water test

受试者仰卧，头抬起30°倾向一侧，通过向外耳道内注冰水（0.2ml、0.4ml、0.8ml、2ml），20s后将冰水倾出，头恢复正中位，观察眼震以评估前庭功能的方法。

1.3.6.3.3 外耳道交替冷热试验 external ear canal alternate bithermal caloric test

又称“霍尔派克冷热试验（Hallpike caloric test）”。受试者仰卧，头抬起30°，通过分别向两侧外耳道内注入30℃冷水和44℃热水，嘱受试者注视正前上方，观察眼震方向和反应时间，评估两侧外骨半规管功能的方法。

1.3.6.4 甘油试验 glycerol test

一种诊断梅尼埃病的方法。受试者禁食2h后，每千克体重给予50%的甘油3ml，一次服下，服药前及服药后每小时做纯音测听1次，2～3h后出现听力提高15dB以上为阳性。阳性有诊断意义，但阴性不能排除本病。

1.3.6.5 旋转试验 rotation test

将受试者固定在转椅上，摆成一定头位后按规定方向和速度转动座椅，刺激转动的半规管，以鉴定双侧前庭功能是否对称或有无下降的检查方法。

1.3.6.6 扫视试验 saccade test

又称“视辨距不良试验(ocular dysmetria test)”。受试者的视线由视标迅速转向设定的另一视标，检测其眼球跟随准确度的方法。

1.3.6.7　平稳跟踪试验　smooth pursuit test

受试者头部正中位，平视50～100cm处的视标，检查视线跟随水平向或垂直向匀速正弦波摆动的视标移动能力的检查方法。脑干或小脑病变时曲线异常。

1.3.6.8　注视试验　gaze test

正视前方正中、左、右、上、下标点，观察眼球向一侧偏移时有无出现注视性眼震的检查方法。

1.3.6.9　瘘管试验　fistula test

向耳内加压观察有无出现眩晕及眼震情况的检查方法。向耳内加压时出现眩晕和眼震为阳性，但若瘘管被肉芽组织堵塞，可为阴性。

1.3.6.10　安纳贝尔征　Hennebert sign

增减外耳道气压（改变中耳压力）时诱发眩晕与眼震的现象。见于膜迷路积水、球囊与镫骨足板粘连患者。

1.3.6.11　图利奥现象　Tullio phenomenon

强声刺激可引起头晕或眩晕的现象。常见于外淋巴瘘患者。

1.3.6.12　前庭诱发肌源性电位　vestibular evoked myogenic potential，VEMP

通过短声、振动或直流电刺激前庭系统，引发头部和颈部的肌肉收缩反应，并记录这些反应产生的电位变化，以评估前庭功能的电生理测试。

1.3.6.12.1　眼性前庭诱发肌源性电位　ocular vestibular evoked myogenic potential，oVEMP

通过短声、振动或直流电刺激前庭系统，经眼外肌记录到的前庭诱发肌源性电位。主要反映椭圆囊信号通路的功能。

1.3.6.12.2　颈性前庭诱发肌源性电位　cervical vestibular evoked myogenic potential，cVEMP

通过短声、振动或直流电刺激前庭系统，经颈肌记录到的前庭诱发肌源性电位。主要反映球囊信号通路的功能。

1.3.6.13　视频头脉冲试验　video head impulse test，vHIT

基于前庭眼反射，主要反映各个半规管信号通路功能的前庭功能检查方法。检查者分别在三个半规管平面上快速甩动受试者的头部，通过高速视频摄像机记录头部和眼球的运动，并通过对两者速度和时间的对比分析评估各个方向上的前庭眼反射情况。

1.4　耳　畸　形

1.4.1　先天性耳前瘘管　congenital preauricular fistula

先天性耳发育畸形的一种。位于耳屏前或耳轮脚附近的瘘管。多由于胚胎期间第一、二鳃弓上的耳丘互相融合不全所致。

1.4.2　先天性耳廓畸形　congenital malformation of auricula

耳廓发育不良，外观异常。包括形态畸形、结构畸形，可合并耳道狭窄、闭锁、听骨链畸形等其他畸形。是第一、二鳃弓发育畸形所致。

1.4.2.1　杯状耳　cup ear

以耳廓上1/3卷曲下垂、耳廓变小、耳廓前倾、耳廓位置偏低，平躺时形似盛水的杯子为特点的先天性耳廓畸形。其中，Ⅰ度为垂耳，表现为耳轮上缘遮盖对耳轮上脚；Ⅱ度为耳轮和耳舟畸形，Ⅱa度表现为耳廓边缘不缺软骨，Ⅱb度表现为耳廓上方缺软骨；Ⅲ度表现为耳廓严重变小。

1.4.2.2　招风耳　bat ear

以耳甲过度发育、耳甲腔深大，耳廓上半部扁平、对耳轮发育不全、耳舟及对耳轮正常结构消失为特点的先天性耳廓畸形。

1.4.2.3　隐耳　cryptotia

一种较常见的先天性耳廓畸形。主要表现为耳廓上半部分埋藏于颞部皮下，上极颅耳间沟缺失。

1.4.2.4　小耳畸形　microtia

属于耳廓结构畸形，以耳廓软骨发育不全为特点的先天性耳廓畸形。常伴随耳道狭窄或闭锁、中耳发育异常等。

1.4.2.5　猿耳　macacus ear

以耳舟部多出异常凸起的第三脚，从对耳轮一直延续到耳轮边缘为特点的先天性耳廓畸形。可导致耳轮缘不卷曲畸形。

1.4.2.6　耳甲粘连　abnormal conchal adhesion

表现为耳甲后部的对耳轮或对耳屏与耳甲前部的耳轮脚或耳屏异常粘连，多数伴有外耳道狭窄，使耳甲腔前后相接、缩小。按严重程度分为Ⅰ、Ⅱ、Ⅲ三度。

1.4.2.7　耳垂畸形　deformity of ear lobe

以耳垂发育异常为特点的先天性耳廓畸形。分为四个亚型，分别为横裂、纵裂、三瓣裂和耳垂缺如。

1.4.2.8　耳甲异常凸起　abnormally raised auricular concha

耳甲腔中耳轮脚异常延伸凸起，部分凸起可延长至对耳轮。分为三度：Ⅰ度为轻度凸起，不影响对耳轮、耳轮脚正常结构；Ⅱ度为中度凸起，影响正常耳轮脚结构，但不影响对耳轮正常结构；Ⅲ度为重度凸起，耳轮脚凸起范围大，影响对耳轮、耳轮脚正常形态。

1.4.2.9　耳轮畸形　deformity of helix

耳轮畸形指耳轮的形态异常，表现为耳轮扁平甚至消失，耳轮缘不卷曲。可分为三度：Ⅰ度为耳轮局部凸起或凹陷，仅影响耳轮局部圆润度；Ⅱ度为耳轮整体扁平不卷曲；Ⅲ度为耳轮与对耳轮粘连。

1.4.2.10　耳屏附耳　deformity of accessory auricle

作为耳廓发育的最常见畸形，附耳畸形常伴随有耳屏发育异常。Ⅰ度为单纯附耳畸形，为耳前皮赘及下方的软骨小凸起，不合并耳屏畸形；Ⅱ度为附耳合并耳屏畸形；Ⅲ度为重度耳屏畸形或镜像耳畸形。

1.4.3　先天性外耳道闭锁　congenital atresia of external acoustic meatus

第一鳃沟发育障碍所致外耳道缺失的外耳畸形。分为膜性闭锁、骨性闭锁和不完全闭锁。常与先天性耳廓及中耳畸形相伴。

1.4.4　先天性中耳畸形　congenital malformation of middle ear

第一咽囊发育障碍所致的中耳结构、功能异常。可以与外耳畸形相伴，单侧或双侧耳受累。包括鼓室、听骨链、前庭窗和蜗窗及其他结构（咽鼓管、面神经、血管）畸形。

1.4.5　先天性内耳畸形　congenital malformation of inner ear

听泡发育障碍所致的内耳结构、功能异常。可以与外耳畸形相伴。

1.4.5.1　完全性迷路未发育　complete labyrinthine aplasia

又称“米歇尔畸形（Michel deformity）”。耳

蜗、前庭、半规管、前庭水管和蜗水管的未发育及内耳畸形，可能伴颞骨岩部或听囊发育不全或缺失。

1.4.5.2 初级听泡 rudimentary otocyst

仅有听囊尚未发育形成内耳道的一种内耳畸形。为卵球形或圆形囊腔，未见单独的耳蜗和前庭。

1.4.5.3 耳蜗未发育 cochlear aplasia

耳蜗完全缺如的内耳畸形。伴正常或扩大的前庭和半规管，内耳道发育正常。

1.4.5.4 共同腔 common cavity deformity

耳蜗和前庭形成一个卵形或圆形大腔的内耳畸形。耳蜗和前庭的神经结构存在，可能伴有半规管发育不良。

1.4.5.5 耳蜗发育不全 cochlear hypoplasia，CH

小于正常耳蜗并伴有各种内部结构畸形的一组耳蜗畸形。分为四型：CH-Ⅰ，芽状耳蜗；CH-Ⅱ，囊性耳蜗发育不全；CH-Ⅲ，耳蜗小于2圈；CH-Ⅳ，耳蜗顶、中转发育不全。

1.4.5.6 耳蜗不完全分隔 cochlear incomplete partition anomaly，IP

耳蜗外形和大小正常，但内部存在各种结构缺陷的一组内耳畸形。

1.4.5.6.1 耳蜗不完全分隔Ⅰ型 cochlear incomplete partition type Ⅰ

耳蜗和前庭有明显的区分，耳蜗位于内耳道底前外侧的正常位置，缺少完整的蜗轴和阶内间隔，表现为空囊性结构的内耳畸形。

1.4.5.6.2 耳蜗不完全分隔Ⅱ型 cochlear incomplete partition type Ⅱ

耳蜗发育不全仅1.5周，蜗顶的蜗轴和阶内间隔缺失，使耳蜗中转和顶转融合，呈囊状的一种内耳畸形。

1.4.5.6.3 耳蜗不完全分隔Ⅲ型 cochlear incomplete partition type Ⅲ

耳蜗外观正常，骨螺旋板正常，但全部蜗轴缺失，耳蜗呈囊状的一种内耳畸形。为X连锁遗传性疾病。

1.4.5.7 前庭水管扩大 enlarged vestibular aqueduct

前庭水管较正常增宽（即前庭水管外口和总骨脚之间中点的导水管内径超过1.5mm），半规管及前庭正常或扩大的一种内耳畸形。多与*SLC26A4*基因突变有关。

1.4.5.8 蜗神经孔畸形 cochlear aperture abnormality

蜗神经孔的孔径小于1.4mm的一种内耳畸形。通常伴有耳蜗神经发育不全。

1.4.5.9 非综合征性内耳畸形 nonsyndromic inner ear deformity

单纯由内耳发育障碍所致的一类内耳畸形。不伴其他器官的畸形。

1.4.5.10 综合征性内耳畸形 syndromic inner ear deformity

除伴发外、中耳畸形外，尚伴有其他器官畸形的一类内耳畸形。可伴头面部不同器官及肢体、内脏畸形，共同组成不同的综合征。

1.4.5.10.1 厄舍综合征 Usher syndrome

以双侧先天性感音神经性聋，以及渐进性视网膜色素变性所致的视野缩小、视力障碍为主要表现的一种常染色体隐性遗传性疾病。是具有遗传异质性的一组综合征。

1.4.5.10.2 彭德莱综合征 Pendred syndrome

又称“甲状腺肿耳聋综合征”。内耳病变可与不完全分隔Ⅱ型内耳畸形相似，表现为出生后即有耳聋，青春期逐渐出现甲状腺肿大的一组综合征。

1.4.5.10.3 克利佩尔–费尔综合征 Klippel-Feil syndrome

表现为内耳、内耳道及中耳结构不同程度畸形伴颈椎畸形，颈短呈蹼状，后发际低的一组综合征。伴有镫骨足板缺损者可发生脑脊液耳漏并继发脑膜炎。

1.4.5.10.4 颈–眼–耳三联征 cervico-oculoacoustic triad

表现为除克利佩尔–费尔综合征所具有的颈、内耳畸形外，伴有眼球运动障碍的一组综合征。

1.4.5.10.5 瓦登伯格综合征 Waardenburg syndrome

以感音神经性聋及毛发、皮肤和虹膜色素缺失为主要表现的一组综合征。属常染色体显性或隐性遗传性疾病。

1.4.5.10.6 成骨不全 osteogenesis imperfecta

又称“脆骨病（fragilitas ossium）”。由胶原形成障碍引起的，以骨质脆弱、蓝巩膜、耳聋、关节松弛等为主要表现的先天性遗传性疾病。

1.4.6 第一鳃裂瘘管 first brachial cleft fistula

鳃囊、鳃沟相通或鳃沟不消失等第一鳃裂发育异常所致的先天性疾病。一般位于耳周（耳后、耳下及颌下多见瘘口或囊肿样改变），有时会进入外耳道并在外耳道内形成瘘口。

1.5 耳 外 伤

1.5.1 耳廓创伤 auricle trauma

由各种物理或化学因素导致的耳廓形态及集音功能受损。常见原因有机械性损伤、锐器或钝器所致撕裂伤、冻伤等。

1.5.2 鼓膜创伤 injury of tympanic membrane

因直接或间接外力作用或化学腐蚀剂等所致的鼓膜损伤。常表现为传导性听力损失。

1.5.3 外耳挫伤 contusion of outer ear

外耳受钝器打击或其他原因引起的皮肤完整的皮下软组织和（或）软骨的损伤。

1.5.4 颞骨纵行骨折 vertical fracture of temporal bone

颞骨骨折线与颞骨岩部长轴平行，可从鼓窦延至咽鼓管顶壁，主要累及中耳，也可伤及迷路的骨折。临床较多见。

1.5.5 颞骨横行骨折 horizontal fracture of temporal bone

颞骨骨折线与颞骨岩部长轴垂直，多通过颈静脉窝和内耳道，主要破坏内耳迷路，易伤及面神经，也可伤及中耳的骨折。临床较少见。

1.6 耳廓及外耳道疾病

1.6.1 外耳湿疹 eczema of external ear

发生在外耳表皮和真皮浅层的皮肤炎性反应。一般认为与变态反应有关。

1.6.2 外耳道疖 furuncle of external acoustic meatus

外耳道皮肤毛囊或皮脂腺的局限性化脓性炎症。

1.6.3 外耳道炎 external otitis

外耳道皮肤或皮下组织的急、慢性炎症。

1.6.4 恶性外耳道炎 malignant external otitis

严重侵蚀软组织和骨组织的致死性外耳道炎。以耳痛、流脓、外耳道蜂窝织炎和肉芽肿为特征，可累及面神经等多组脑神经。多见于老年糖尿病患者或免疫缺陷患者，病原菌多为铜绿假单胞菌或真菌。

1.6.5 后天性外耳道狭窄 acquired stenosis of external auditory canal

多由外伤或炎症后瘢痕组织增生、挛缩所致的外耳道变窄或部分不通的现象。

1.6.6 后天性外耳道闭锁 acquired atresia of external auditory canal

外伤或炎症后瘢痕组织增生、挛缩所致的外耳道完全封闭的现象。

1.6.7 外耳道异物 foreign bodies in external auditory canal

异物进入外耳道所致的疾病。多有异物入耳史。症状不典型，可有耳鸣、耳痛、耳内瘙痒、听力下降、眩晕、反射性咳嗽等，轻者可无明显症状。

1.6.8 外耳道真菌病 otomycosis external

外耳道真菌感染导致的疾病。主要表现为耳内发痒及闷胀感。

1.6.9 [外耳道]耵聍栓塞 ceruminal impaction

外耳道内耵聍聚集过多形成团块，阻塞于外耳道内的现象。

1.6.10 外耳道胆脂瘤 external ear canal cholesteatoma

发生于外耳道的起源于鳞状上皮的良性病变。含有脱落上皮团块及角化物，常伴有局部骨质破坏的疾病。病理表现同中耳胆脂瘤。

1.6.11 外耳道骨瘤 osteoma of external ear canal

外耳道骨壁的骨质局限性过度增生形成的结节状隆起。为良性肿瘤，与正常外耳道边界清楚。

1.6.12 外耳道骨疣 bony exostosis of external ear canal

起源于外耳道骨质的局部非肿瘤性骨性突起。特点是基底较宽，与正常外耳道骨质无明显边界。

1.6.13 耳廓假性囊肿 pseudocyst of auricle

又称“耳廓非化脓性软骨膜炎（non-suppurative perichondritis of auricle）”“耳廓软骨间积液（intracartilage nous effusion of auricle）”。耳廓软骨夹层内的非化脓性浆液性积液所形成的囊肿。多发生于一侧耳廓前面上半部。

1.6.14 耳廓化脓性软骨膜炎 suppurative perichondritis of auricle

耳廓软骨膜的化脓性炎症。易发生软骨缺血坏死，致耳廓瘢痕挛缩畸形。

1.6.15 耳轮结节性软骨皮炎 chondrodermatitis nodularis helicis

又称“温克勒小结（Winkler nodule）”。发生在耳轮或者对耳轮的一种常见的良性慢性疼痛性小结。

1.6.16 耳廓瘢痕 keloid of auricle

耳廓伤口愈合过程中，结缔组织过度增生所致的肿物样改变。多见于瘢痕体质患者。

1.7 中 耳 疾 病

1.7.1 鼓膜疾病

1.7.1.1 大疱性鼓膜炎 bullous myringitis

以耳痛、鼓膜起血疱为主要表现的鼓膜炎性疾病。多为病毒感染引起。

1.7.1.2 肉芽性鼓膜炎 granular myringitis

以鼓膜表面的肉芽性损害为特点的鼓膜慢性炎性疾病。

1.7.1.3　外伤性鼓膜穿孔　traumatic perforation of tympanic membrane
外力所致的鼓膜破裂。

1.7.2　急性中耳炎　acute otitis media
累及中耳全部或部分结构的急性炎性病变。好发于儿童。

1.7.2.1　急性化脓性中耳炎　acute suppurative otitis media
细菌感染引起的中耳黏膜的急性化脓性炎症。

1.7.2.2　耳源性颅骨骨髓炎　otogenic osteomyelitis of skull
急慢性化脓性中耳乳突炎所并发的颅骨骨髓的化脓性炎症。

1.7.2.3　急性乳突炎　acute mastoiditis
乳突气房黏骨膜及乳突骨质的急性化脓性炎症。

1.7.3　分泌性中耳炎　otitis media with effusion, secretory otitis media
以中耳积液及听力下降为主要特征的中耳非化脓性炎症。

1.7.3.1　胶耳　glue ear
以中耳黏稠、胶冻样积液及听力下降为主要特征的中耳非化脓性炎症。

1.7.3.2　纤毛不动综合征　immobile cilia syndrome
由于全身纤毛先天性异常，致纤毛运动不良和清除功能障碍，从而引起黏液分泌物潴留、细菌滞留，出现中耳炎、鼻窦炎、支气管炎和支气管扩张持续反复感染的一组综合征。

1.7.4　鼓膜切开置管术　myringotomy with grommet insertion
在鼓膜切开后将通气管嵌于切口处的手术。主要用于治疗分泌性中耳炎。

1.7.4.1　鼓膜穿刺术　tympanocentesis
经鼓膜穿刺进入鼓室内进行操作的手术。常于鼓膜前下方穿刺，主要用于诊断和治疗分泌性中耳炎。

1.7.4.2　鼓膜切开术　myringotomy
在鼓膜做放射状或弧形切口的手术。常于鼓膜前下方切开。

1.7.4.3　鼓膜造孔术　tympanostomy
一种使用激光、电刀、等离子等在鼓膜上打孔的手术。主要用于治疗分泌性中耳炎。一般选择鼓膜前下象限。

1.7.5　咽鼓管疾病

1.7.5.1　咽鼓管异常开放症　patulous eustachian tube
咽鼓管经常处于开放状态或过度开放并引起耳闷、自听增强等症状的疾病。

1.7.5.2　咽鼓管功能障碍　eustachian tube dysfunction
咽鼓管功能通气不良和引流障碍引发的耳闷、鼓室积液等相关的症状及体征。

1.7.5.3　咽鼓管球囊扩张术　eustachian tube balloon dilation
一种在内镜引导下利用球囊扩张导管治疗咽鼓管狭窄性病变的手术。

1.7.6　慢性化脓性中耳炎　chronic suppurative otitis media
累及中耳黏膜、骨膜或深达骨质的慢性化脓性炎症。病程超过6～8周。

1.7.6.1　耳痛　otalgia

各种原因引起的耳廓、耳周、耳道及耳深部的疼痛。

1.7.6.2 耳漏 otorrhea
外耳道有异常的液体积存或流出的症状。其液体可来自外耳道、中耳、内耳或颅内。

1.7.6.2.1 脓性耳漏 otopyorrhea
外耳道有脓性液体积存或流出的症状。

1.7.6.2.2 黏液性耳漏 otoblennorrhea
外耳道有异常黏液积存或流出的症状。

1.7.6.3 中耳乳突手术

1.7.6.3.1 上鼓室切开术 epitympanotomy
切开上鼓室外侧壁清理病变后，以软骨或骨组织重建外侧壁的手术方式。主要适用于较局限的未累及乳突的原发性上鼓室胆脂瘤。

1.7.6.3.2 乳突根治术 radial mastoidectomy
通过开放乳突，切除外耳道后、上骨壁，彻底清除中耳病变组织，封闭咽鼓管，使鼓室、鼓窦、乳突腔和外耳道形成一永久大腔的术式。

1.7.6.3.3 乳突切开术 mastoidectomy
一种开放鼓窦及乳突，清除鼓窦、鼓窦入口及乳突气房甚至上鼓室内的病变组织，使中耳脓液得到充分引流的手术。

1.7.6.3.4 开放式乳突切除术 canal-wall-down mastoidectomy
不保留外耳道后壁的中耳乳突手术。开放鼓窦和周围乳突气房，去除上鼓室外侧壁，使鼓室、乳突和外耳道成为一个开放术腔，以清除中耳病变。可伴行鼓室成形及耳甲腔成形手术。

1.7.6.3.5 完壁式乳突切除术 canal-wall-up mastoidectomy
保留外耳道骨壁完整的中耳乳突手术，开放鼓窦和周围乳突气房及上鼓室，形成一个术腔，以清除中耳病变，改善乳突气房和上鼓室的通气和引流。可伴行鼓室成形及外耳道成形手术。

1.7.6.3.6 完桥式乳突切除术 intact-bridge mastoidectomy
保留上鼓室和鼓窦外侧壁一部分即“骨桥”的乳突手术方式。开放乳突、鼓窦、上鼓室，切除大部分外耳道后壁，但未打开鼓窦入口，保持听骨链于原位。

1.7.6.3.7 改良乳突根治术 modified radial mastoidectomy
又称“邦迪改良乳突根治术（Bondy modified radial mastoidectomy）”。切除外耳道后壁及鼓窦、上鼓室外侧壁，清除病变后保持听骨链完整性的手术方式。适用于胆脂瘤病变局限于上鼓室并向鼓窦乳突发展而中鼓室良好、听骨链完整无须重建的患者。

1.7.6.3.8 鼓室成形术 tympanoplasty
重建中耳传音结构以提高听力的手术。

1.7.6.3.9 听骨链重建术 ossicular chain reconstruction
通过人工听骨假体或自体组织重建鼓膜和内耳之间的稳定连接，达到恢复或改善中耳传声系统功能的手术方式。

1.7.6.3.9.1 部分听骨替代假体 partial ossicular replacement prosthesis，PORP
一种放置于镫骨头和鼓膜、锤骨或砧骨之间，重建听骨链的人工材料听骨假体。以改善中耳传音功能。适用于镫骨结构完整且活动良好的患者。

1.7.6.3.9.2 全听骨替代假体 total ossicular replacement prosthesis，TORP
一种放置于镫骨底板和鼓膜、锤骨或砧骨之间，重建听骨链的人工材料听小骨假体。以改善中耳传音功能。

1.7.6.3.10　鼓室探查术　exploratory tympanotomy

探查鼓室及其所包含结构的手术方式。目的是明确病变性质及程度，清除这些结构本身及周围的病变。

1.7.6.3.11　外耳道成形术　plasty of external auditory meatus

通过磨除部分外耳道壁骨质，扩大外耳道的手术方式。适用于外耳道狭窄患者，或作为中耳手术的伴行手术。

1.7.6.3.12　耳甲腔成形术　plasty of the cavity of auricular concha

通过切除部分耳甲腔软骨，扩大外耳道口，方便引流、增加术腔的通气量，利于其自我清洁功能恢复的手术方式。是中耳乳突手术的辅助手术。

1.7.6.3.13　外耳道后壁重建术　reconstruction of posterior wall of external auditory meatus

颞骨手术在彻底清除病变后，外耳道骨质缺失情况下，使用自体骨粉、软骨、肌肉筋膜等材料来重建耳道后壁的手术方式。目的为重建外耳道结构，使其接近生理状态。

1.7.6.3.14　乳突缩窄术　coarctation of mastoid

使用自体骨粉、肌筋膜瓣填塞等方法，消灭宽大的乳突术腔和恢复自我清洁功能的手术。目的是避免术腔代谢产物的堆积和胆脂瘤的形成。是中耳乳突手术的辅助手术。

1.7.7　中耳胆脂瘤　cholesteatoma of middle ear

又称“中耳表皮样囊肿（epidermoid cyst of middle ear）”。发生于中耳的、产生角蛋白的鳞状上皮异常积聚形成的良性病变。可引起中耳结构和相邻骨质的破坏，并可能导致颅内外并发症。

1.7.7.1　先天性中耳胆脂瘤　congenital cholesteatoma of middle ear

胚胎期的外胚层组织遗留于中耳发展而成的胆脂瘤。表现为完整鼓膜内侧出现角化的表皮样团块状物。

1.7.7.2　后天性中耳胆脂瘤　acquired cholesteatoma of middle ear

由咽鼓管通气不良、慢性化脓性中耳炎等后天获得性原因导致的中耳胆脂瘤。可分为原发性和继发性两种。

1.7.7.3　鼓膜内陷囊袋　pocket retraction

受鼓室内长期负压的影响，鼓膜向鼓室内陷入而形成的囊袋。

1.7.7.4　上鼓室胆脂瘤　attic cholesteatoma

发生于上鼓室的胆脂瘤病变。多由上鼓室内陷囊袋发展而成。

1.7.8　特殊类型中耳炎

1.7.8.1　结核性中耳炎　tuberculous otitis media

结核分枝杆菌侵及中耳引起的炎性病变。

1.7.8.2　梅毒性中耳炎　syphilitic otitis media

梅毒螺旋体侵及中耳引起的炎性病变。

1.7.8.3　真菌性中耳炎　fungal otitis media

真菌侵及中耳引起的炎性病变。

1.7.8.4　放射性中耳炎　radioactive otitis media

接受放射线照射后出现的中耳无菌性组织坏死性炎性病变。

1.7.8.5　气压性中耳炎　barotraumatic otitis media

由周围环境大气压力急剧变化引起的中耳损伤。

1.7.8.5.1　潜水性中耳炎　diving otitis media

潜水时发生的中耳压力性炎性损伤。

1.7.8.5.2 航空性中耳炎 aerotitis media

乘飞行器起落时发生的中耳压力性炎性损伤。

1.7.9 耳源性颅外并发症 otogenic extracranial complication

由于急、慢性化脓性中耳炎症或中耳胆脂瘤向周围扩散引起的颅外并发症。可分为颞骨内和颞骨外并发症，颞骨内并发症多见迷路炎、岩锥炎及耳源性周围性面瘫。颞骨外并发症多见耳后骨膜下脓肿和瘘管、颈部脓肿等。

1.7.9.1 迷路炎 labyrinthitis

炎症通过被侵蚀的迷路骨壁，或前庭窗、蜗窗引起的内耳炎症。常继发于中耳急慢性化脓性炎症。

1.7.9.1.1 局限性迷路炎 circumscribed labyrinthitis

胆脂瘤或肉芽组织引起的局部骨迷路炎症。表现为迷路瘘管。多发生于外半规管。

1.7.9.1.2 浆液性迷路炎 serous labyrinthitis

以浆液或浆液纤维素渗出为主的内耳弥漫性非化脓性炎症。

1.7.9.1.3 化脓性迷路炎 suppurative labyrinthitis

化脓性致病菌侵入内耳引起的内外淋巴间隙内弥漫性化脓性炎症。

1.7.9.1.4 坏死性迷路炎 necrotizing labyrinthitis

伴有死骨形成的化脓性迷路炎。

1.7.9.2 岩锥炎 petrositis

又称“岩尖炎”。颞骨岩部气房的化脓性感染。多继发于急性乳突炎。

1.7.9.2.1 岩尖综合征 syndrome of petrous apex

又称“格拉代尼戈综合征（Gradenigo syndrome）”。岩骨尖病变引起的综合征。常表现为中耳炎或乳突炎、三叉神经痛和展神经麻痹。

1.7.9.3 周围性面神经麻痹 peripheral facial paralysis

各种原因引起的周围性面肌麻痹。一般症状是口眼歪斜，无法完成抬眉、闭眼、鼓腮等动作。

1.7.9.3.1 耳源性面神经麻痹 otogenic facial paralysis

由于各种中耳病变破坏面神经骨管，侵犯面神经引起的周围性面神经麻痹。

1.7.9.4 耳后骨膜下脓肿 postauricular subperiosteal abscess

中耳胆脂瘤或急慢性化脓性中耳乳突炎破坏乳突骨质，使乳突腔内积聚的脓液经乳突外侧骨板溃破区流入并积聚于耳后乳突骨膜下方形成的脓肿。

1.7.9.5 贝佐尔德脓肿 Bezold abscess

乳突内蓄脓经乳突尖内侧骨壁破溃流入胸锁乳突肌和颈深筋膜之间所形成的脓肿。

1.7.9.6 穆雷脓肿 Mouret abscess

乳突尖的骨质破溃发生于二腹肌沟处形成的脓肿。先沿二腹肌后腹向前发展到下颌下区，再顺颈部大血管鞘发展到咽旁隙。

1.7.10 耳源性颅内并发症 otogenic intracranial complications

由于急、慢性化脓性中耳炎症或中耳胆脂瘤向颅内扩散引起的并发症。包括硬脑膜外脓肿、硬膜下脓肿、蛛网膜炎、耳源性脑积水、脑膜炎、乙状窦血栓性静脉炎、脑脓肿、脑疝等。

1.7.10.1 乙状窦血栓性静脉炎 thrombophlebitis of sigmoid sinus

中耳乳突炎症通过直接或间接途径造成的乙状窦壁炎症。在乙状窦内形成血栓。

1.7.10.2　耳源性脑膜炎　otogenic meningitis
急、慢性化脓性中耳乳突炎症或中耳胆脂瘤等中耳感染性疾病引起的软脑膜和蛛网膜的急性化脓性炎症。

1.7.10.3　耳源性脑脓肿　otogenic brain abscess
急、慢性化脓性中耳乳突炎症或中耳胆脂瘤等中耳感染性疾病引起的脑组织内的脓肿。脓肿常发生在大脑颞叶，其次在小脑，少数发生在顶叶或枕叶。

1.7.10.4　耳源性脑积水　otogenic hydrocephalus
耳源性感染引起的颅内并发症之一。耳源性感染引起脑室–蛛网膜下腔脑脊液增多，循环受阻，为交通性脑积水。以头痛、恶心、视神经盘水肿等颅内压增高综合征为主要表现。

1.7.10.5　耳源性脑疝　otogenic cerebral hernia
由于耳源性颅内感染引起颅内压增高，部分脑组织从压力较高处向压力低处移动，通过正常生理孔道疝出的病理过程。

1.7.10.6　耳源性脑炎　otogenic encephalitis
耳源性感染引发的脑实质炎症。

1.7.10.7　耳源性硬膜下脓肿　otogenic subdural abscess
急、慢性化脓性中耳乳突炎症或中耳胆脂瘤等中耳感染性疾病引起的邻近硬膜下化脓性炎症和脓液积聚。

1.7.10.8　耳源性硬膜外脓肿　otogenic extradural abscess
急、慢性化脓性中耳乳突炎症或中耳胆脂瘤等中耳感染性疾病引起的颅骨骨板与硬膜之间的脓液积聚。是最常见的耳源性颅内并发症。

1.7.11　慢性中耳炎后遗疾病　sequela of chronic otitis media
在慢性中耳炎病情基本好转后遗留下来的中耳结构破坏、病理生理改变或器官功能障碍。包括粘连性中耳炎、鼓室硬化、中耳胆固醇肉芽肿、隐匿性中耳炎等。

1.7.11.1　粘连性中耳炎　adhesive otitis media
因鼓膜内陷使鼓膜与鼓室内侧壁和（或）听骨链之间粘连、纤维化引起的中耳病变。为慢性中耳炎的常见后遗疾病。

1.7.11.2　鼓室硬化　tympanosclerosis
慢性中耳炎症引起的发生于中耳黏膜固有层的钙化病变。主要病理表现为碳酸盐沉积在鼓膜纤维层、鼓岬黏膜、听骨表面黏膜层形成钙化灶。

1.7.11.3　中耳胆固醇肉芽肿　cholesterol granuloma of middle ear
发生于鼓室、鼓窦、乳突的，含有胆固醇结晶和多核巨细胞的肉芽肿性炎症。

1.7.11.4　隐匿性中耳炎　occult otitis media
鼓膜正常而中耳隐藏感染性病变的中耳乳突炎。常无明显症状。

1.7.12　耳硬化症　otosclerosis
发生于颞骨耳囊的骨重建异常性疾病。以骨吸收和骨生成同时存在为病变特征。

1.7.12.1　施瓦策征　Schwartze sign
鼓膜后上象限隐现淡红色的体征。是鼓岬黏膜血管增多、扩张充血的表现。见于部分耳硬化症患者。

1.7.12.2　卡哈切迹　Carhart notch
在镫骨完全固定但未合并耳蜗病变的耳硬化症患者，可出现骨导曲线在0.5～2kHz处呈“V”形下降，以2kHz处下降最多的现象。

1.7.12.3　镫骨撼动术　stapediolysis
一种将镫骨撼动使其前足弓在病灶处折断，后足弓与折断的足板连在一起，形成新的传声结构的术式。适用于病灶局限于足板前缘的耳硬化症患者。

1.7.12.4　镫骨足板切除术　stapedectomy

通过切除足够的固定的镫骨足板，开放前庭窗，并通过人工赝复物让声音进入内耳，重建听骨链，提高听力的术式。

1.7.12.5　镫骨足板造孔术　stapedotomy

在镫骨足板上造一较人工镫骨直径稍大的小孔并植入人工镫骨的术式。适用于耳硬化症患者。

1.7.12.6　镫井喷　stapedial gusher

镫骨足板钻孔或开窗后脑脊液呈喷泉状涌出的现象。是内耳道底有缺损使蛛网膜下腔与外淋巴腔合流所致。

1.7.12.7　恶性耳硬化症　malignant otosclerosis

病灶累及内耳导致耳蜗神经退行性病变，引起非镫骨固定所致的听力迅速下降的一种耳硬化症。

1.8　眩 晕 疾 病

1.8.1　耳源性眩晕　otogenic vertigo

耳部病变所引起的机体对空间定位障碍产生的运动性或位置性错觉。

1.8.1.1　梅尼埃病　Meniere disease

一种原因不明的、以膜迷路积水为主要病理特征的内耳病。以发作性眩晕、波动性听力下降和耳鸣为主要症状。

1.8.1.2　前庭神经炎　vestibular neuritis

又称“前庭神经元炎（vestibular neuronitis）”。由病毒感染所致的一侧前庭功能急性损害后出现的，临床表现为突发的持续性眩晕，伴恶心、呕吐，步态不稳、易向患侧倾倒等症状的一种急性前庭综合征。是临床常见的急性外周性眩晕疾病。

1.8.1.3　良性阵发性位置性眩晕　benign paroxysmal positional vertigo

又称“耳石症（otolithiasis）”。头部运动到某一特定头位时可诱发短暂的眩晕伴眼球震颤的现象。由耳石脱位引起。

1.8.1.4　半规管轻瘫　canal paresis，CP

半规管功能低下甚至消失，表现为一侧冷、热刺激的眼震慢相角速度之和低于另一侧的现象。

1.8.1.5　内淋巴积水　endolymphatic hydrops

又称“膜迷路积水（labyrinthine hydrops）”。内淋巴回流受阻或吸收障碍导致的过多内淋巴潴留。可能导致眩晕、耳聋和耳鸣症状，是梅尼埃病的主要病理表现。

1.8.1.6　迟发性膜迷路积水　delayed labyrinthine hydrops

在发生极重度感音神经性听力损失一段时间后出现膜迷路积水的一种疾病。表现为反复发作性眩晕。

1.8.1.7　外淋巴瘘　perilymphatic fistula

由于各种原因致使外淋巴与中耳腔之间形成异常交通，出现突发性感音神经性聋、眩晕及平衡障碍的疾病。常发生于蜗窗、前庭窗或半规管。

1.8.1.8　晕动病　motion sickness

对运动状态的错误感知引起的一种综合征。表现为眩晕、出汗、恶心、呕吐、流涎、打哈欠及全身不适等，常由前庭或视觉受刺激引起。

1.8.2 眩晕综合征

1.8.2.1 莱穆瓦耶综合征 Lermoyez syndrome

先有耳鸣、耳聋，而后突然发作眩晕，随后听力好转的综合征。

1.8.2.2 科根综合征 Cogan syndrome

表现为发作性眩晕、耳鸣，双侧进行性感音神经性聋，伴发非梅毒性间质性角膜炎和脉管炎的综合征。

1.8.3 眩晕症状体征

1.8.3.1 耳石危象 Tumarkin otolithic crisis

又称“发作性倾倒（drop attack）”。患者无先兆突然倾倒而神志清楚，但一般不伴眩晕的现象。多于梅尼埃病晚期出现。

1.8.3.2 自发性眼球震颤 spontaneous nystagmus

在无诱发因素的情况下眼球出现的一种持续、不随意、节律性的往返运动。是前庭功能紊乱的主要体征之一。

1.8.3.3 外周前庭性自发性眼震 peripheral vestibular spontaneous nystagmus

由前庭外周因素诱发的交替出现慢相和快相运动组成的眼震。

1.8.3.4 中枢性自发性眼震 central spontaneous nystagmus

由中枢因素诱发的方向不一的眼震。持续时间较长，常伴有其他神经症状和体征。

1.8.3.5 弗洛朗定律 Flourens law

眼震运动的平面与受刺激的半规管平面相同的现象。

1.8.3.6 埃瓦尔德第一定律 Ewald first law

诱发性眼震和头部运动所在的平面，总是发生在受刺激的半规管平面和内淋巴流动方向上。

1.8.3.7 埃瓦尔德第二定律 Ewald second law

外半规管内淋巴流向壶腹表现为兴奋刺激，远离壶腹表现为抑制刺激，而在两垂直半规管则表现相反的现象。

1.8.3.8 优势偏向 directional preponderance, DP

耳石器病变或颞叶病变导致的在冷热水试验时表现为眼震向某一方向的时值较向另一侧的时值增长的现象。前者的优势偏向多为健侧，后者优势偏向多为患侧。

1.8.4 眩晕外科治疗

1.8.4.1 半规管阻塞术 semicircular canal occlusion surgery

一种通过填塞半规管来控制外周性眩晕的手术方式。在半规管骨管上开窗后，用骨屑、筋膜等塞入半规管阻断内淋巴流动，以使壶腹嵴处于静息状态，避免嵴顶毛细胞兴奋引起眩晕。

1.8.4.2 球囊切开术 sacculotomy

一种经镫骨足板切开球囊，释放内淋巴，以减轻内淋巴积水，控制外周性眩晕的手术方式。

1.8.4.3 星状神经节切除术 stellate ganglionectomy

一种通过切除交感神经星状神经节及切断上下两端神经来降低交感神经兴奋性的手术方式。可减轻内耳血管痉挛，达到扩张血管、改善内耳循环目的。

1.8.4.4 前庭神经切断术 vestibular neurectomy

一种通过切断前庭神经，控制外周性眩晕的手术方式。用于治疗梅尼埃病导致的顽固性眩晕及其他一些经药物或保守手术治疗无效的耳源性眩晕。

1.8.4.5 内淋巴囊减压术 endolymphatic sac decompression

一种将内淋巴囊表面的骨质去除，使内淋巴囊得到减压来控制眩晕发作的手术方式。适用于患耳有实用听力的梅尼埃病患者。

1.8.4.6 迷路切除术 labyrinthectomy

一种通过切除迷路包括半规管及前庭，达到控制眩晕发作的手术方式。主要适用于无实用听力且眩晕发作频繁、严重的周围性眩晕患者。

1.9 耳 鸣 耳 聋

1.9.1 耳聋 deafness

又称“听力损失（hearing loss）”。听觉系统的传音、感音功能异常所致的听觉障碍或听力减退现象。2021年世界卫生组织将听力损失程度分为7级：轻度、中度、中重度、重度、极重度、完全听力丧失/全聋、单侧聋。

1.9.1.1 感音神经性[耳]聋 sensorineural hearing loss

由位于螺旋器的毛细胞、听神经或各级听觉中枢病变引起的，不能把声音信号有效转换为神经冲动或传递至大脑的听力损失。

1.9.1.1.1 耳蜗性聋 cochlear hearing loss

由各种原因引起的耳蜗毛细胞病变导致声波刺激不能产生正常神经电活动的听力损失。

1.9.1.1.2 蜗后聋 retrocochlear hearing loss

位于听觉神经及中枢听觉通路的病变所致的听力损失。

1.9.1.1.3 高频性[耳]聋 high frequency hearing loss

以高频声音听力下降为主的听力损失。

1.9.1.1.4 低频性[耳]聋 low frequency hearing loss

以低频声音听力下降为主的听力损失。

1.9.1.1.5 全聋 total deafness

又称“完全听力损失（total hearing loss）”。双耳听力损失≥95dB，听不到言语声和大部分环境声的听力损失。

1.9.1.2 传导性[耳]聋 conductive hearing loss

由外耳及中耳病变引起的听力损失。

1.9.1.3 混合性[耳]聋 mixed hearing loss

同时伴有传导性和感音神经性听力损失。

1.9.1.4 先天性[耳]聋 congenital hearing loss

出生后即存在的耳聋。分为遗传性和非遗传性。

1.9.1.4.1 遗传性[耳]聋 hereditary hearing loss

由基因、染色体异常导致的听力损失。

1.9.1.4.1.1 常染色体性[耳]聋 autosomal hearing loss

由常染色体携带致聋基因导致的听力损失。

1.9.1.4.1.1.1 常染色体隐性遗传性[耳]聋 autosomal recessive hereditary hearing loss

由常染色体隐性致聋基因所导致的听力损失。

1.9.1.4.1.1.2 常染色体显性遗传性[耳]聋 autosomal dominant hereditary hearing loss

由常染色体显性致聋基因所导致的听力损失。

1.9.1.4.1.2 非综合征性[耳]聋 non-syndromic hearing impairment

不伴有身体其他器官异常的遗传性耳聋。

1.9.1.4.1.3 综合征性[耳]聋 syndromic hearing impairment

伴有身体其他器官异常的遗传性耳聋。

1.9.1.4.1.3.1 奥尔波特综合征 Alport syndrome
一种常染色体显性、隐性或X连锁遗传病。临床特征以血尿为主，部分病例可表现为蛋白尿或肾病综合征。常伴有神经性听力障碍及进行性肾功能减退。

1.9.1.4.1.3.2 弗兰科尼综合征 Franconi syndrome
表现为佝偻病、低钾血症、酸中毒、缓慢进行性感音神经性聋的一组综合征。患者高频听力首先受累。

1.9.1.4.1.3.3 诺里综合征 Norrie syndrome
表现为白内障、进行性视力下降、智力低下、进行性感音神经性聋的性染色体连锁隐性遗传综合征。

1.9.1.4.1.3.4 雷夫叙姆病 Refsum disease
一种常染色体隐性遗传的由植烷酸氧化酶缺乏引起的疾病。在儿童后期、青春期或成年早期发病，特征为脱髓鞘性肥大性神经病、运动神经传导缓慢、色素性视网膜炎、共济失调、全身鱼鳞病（或轻度手掌足底角化）、神经性聋。

1.9.1.4.1.3.5 特纳综合征 Turner syndrome
又称“先天性卵巢发育不全（congenital hypoplasia of ovary）”。一种多由染色体核型45，XO，少数为性染色体嵌合型所致的综合征。患者呈女性体态，但卵巢发育不全，身材矮小，蹼状颈，宽胸，外生殖器和乳房呈女性型，但发育不良。合并两侧对称性感音神经性聋，亦可出现外耳及中耳畸形。

1.9.1.4.1.3.6 心-耳综合征 cardio-auditory syndrome
又称“Q-T间期延长综合征（Q-T interval prolongation syndrome）”。表现为Q-T间期延长、晕厥发作及耳聋的一种常染色体隐性遗传性综合征。

1.9.1.4.1.3.7 科凯恩综合征 Cockayne syndrome
又称“染色体20-三体综合征（chromosome 20 trisomy syndrome）”。一种常染色体隐性遗传性综合征。表现为侏儒、智力低下、老年人容貌、面部蝶形红斑、日照性皮炎、上颌骨突起、颅骨畸形、大耳、大手、大足、进行性耳聋等。眼部除视网膜出现与色素变性类似的改变外，尚有虹膜异色、瞳孔不圆、角膜结晶样混浊、眼球凹陷、眼球震颤等。

1.9.1.5 后天性[耳]聋 acquired deafness
出生后由各种因素导致的听力损失。

1.9.1.5.1 功能性[耳]聋 functional deafness
又称“精神性聋（psychogenic deafness）”，无听觉系统器质性病变，客观测听听力正常而患者主诉听不到声音，包括癔症性聋及神经症等。

1.9.1.5.2 波动性[耳]聋 fluctuant hearing loss
听力水平存在波动性变化的听力损失。

1.9.1.5.3 单侧聋 monaural deafness
对侧耳听力正常、患侧耳中度以上的感音神经性听力损失。

1.9.1.5.4 耳毒性聋 ototoxic deafness
某些药物和化学物质对听觉感受器或听觉神经通路的毒性作用所导致的感音神经性听力损失。

1.9.1.5.5 自身免疫性[耳]聋 autoimmune deafness
由自身免疫介导的感音神经性听力损失。

1.9.1.5.6 伪聋 simulated deafness

在听力正常情况下假装耳聋或在听力有一定受损情况下夸大受损程度的表现。

1.9.1.5.7　非对称性听力损失　asymmetric hearing loss

双耳平均听阈相差15dB HL或双耳言语识别率差异大于20%的表现。

1.9.1.5.8　突发性[耳]聋　sudden deafness

又称“特发性突发性聋（idiopathic sudden deafness）”。72h内突然发生的原因不明的感音神经性听力损失。至少在相邻的两个频率听力下降不低于20dB HL。

1.9.1.5.9　老年性[耳]聋　presbycousis

老年人群中随着年龄增长而出现的双耳对称、缓慢进行性感音神经性听力减退性疾病。

1.9.1.5.10　感染性聋　infectious deafness

由致病微生物感染引起耳部结构与功能损害所致的听力损失。

1.9.1.5.10.1　潜涵聋　caisson deafness

潜水人员由于上升出水时减压太快，原溶于组织或体液中的气体未及弥散而形成微小气泡，以及深潜时血液多呈高凝状态，易产生微血栓，因而可阻断耳蜗微循环，造成供血减少、代谢紊乱而导致的听力损失。

1.9.1.5.10.2　爆震性聋　explosive deafness

瞬间发生的短暂而强烈的爆炸冲击波或强脉冲噪声所造成的中耳和（或）内耳急性损伤所导致的听力损失。

1.9.1.5.10.3　噪声性聋　noise induced hearing loss

长期暴露于损害性噪声环境而发生的缓慢、进行性感音性听力损失。

1.9.1.5.11　残余听力　residual hearing

听觉系统受损后仍保留的部分听觉功能。

1.9.2　助听设备

1.9.2.1　助听器　hearing aid

将声音收集、放大，用于补偿听力损失，帮助听取声音的装置。按传导方式分为气导助听器和骨导助听器。

1.9.2.1.1　骨导助听器　bone conduction hearing aid

通过颅骨振动方式将声音传至内耳改善听觉的助听器。适用于传导性聋、单侧聋等患者。

1.9.2.1.2　骨锚式助听器　bone anchored hearing aid，BAHA

借助钛螺钉固定于颅骨的一种可植入骨导助听器。可降低皮肤和肌肉对声音传导的影响，改善助听效果。

1.9.2.1.3　眼镜式助听器　spectacle hearing aid

骨导助听器与眼镜结合在一起，其麦克风、放大器、电池等相关配件内置于镜腿中，通过镜腿处骨导振子振动颅骨，将声信号传入内耳以改善听觉的一类助听器。

1.9.2.1.4　耳背式助听器　behind-the-ear hearing aid，BTE

主机挂在耳背，通过导声管连接耳模将声音传入耳内的一类助听器。

1.9.2.1.5　耳甲腔式助听器　in-the-ear hearing aid，ITE

根据听障者的耳甲腔形状定制，占据耳甲腔和耳甲艇的一类助听器。

1.9.2.1.6　耳道式助听器　in-the-canal hearing aid，ITC

体积较小、可放置于耳道内的一类助听器。

1.9.2.1.7　深耳道式助听器　complete in the canal hearing aid，CIC

根据使用者耳道定做，达到外耳道的第二道

弯，可利用耳廓的集音功能使放大特性更接近正常人耳生理特性的体积较小的一类助听器。

1.9.2.1.8 完全隐形式助听器 invisible in the canal hearing aid，IIC

根据使用者耳道定做，超过外耳道的第二道弯，位于耳道深处，可避免风噪，有效减少堵耳效应的体积极小、极隐蔽的一类助听器。

1.9.2.1.9 振动式助听器 vibrating hearing aid

又称“触觉助听器（teletactor）”。将振动器戴在手腕上代替耳机，通过皮肤触觉对振动变化的感知来辨别声音的助听器。

1.9.2.2 人工耳蜗 cochlear implant

由体外言语处理器将声音转换为一定编码形式的电信号，通过植入体内的电极系统直接兴奋听神经重建感音神经性聋患者听觉功能的一种电子装置。

1.9.2.2.1 言语训练 speech training

依据听觉、视觉和触觉等互补功能，借助适当的仪器（音频指示器、言语仪等）进行的科学的言语能力训练。

1.9.2.2.2 人工耳蜗植入术 cochlear implantation

将人工耳蜗设备植入人体内以改善听力的手术方式。适用于耳蜗病变引起的重度或极重度感音神经性聋患者。

1.9.2.2.3 聋哑症 deafmutism

丧失听力及言语能力的现象。出生后或处于幼儿时期便有严重耳聋，不能听到说话的声音，以致无法学说话，或者初步学会说话，又因耳聋重新丧失说话能力。

1.9.2.2.4 语后聋 postlingual deafness

在言语形成之后发生的听力损失。一般情况下具有言语能力。

1.9.2.2.5 语前聋 prelingual deafness

在言语形成之前存在的听力损失。一般指先天性或者在婴儿时期发生的听觉障碍。

1.9.3 耳鸣 tinnitus

无外界声源存在，感觉耳内有声音的现象。

1.9.3.1 主观性耳鸣 subjective tinnitus

在无声源的环境下，仅患者本人能听到，检查者不能听到的耳部响声。

1.9.3.1.1 耳鸣习服疗法 tinnitus retraining therapy，TRT

通过对神经系统重新训练或再编码，降低中枢兴奋性，增加中枢抑制，切断耳鸣与不良情绪的恶性循环，促使患者对耳鸣适应的一种治疗方法。

1.9.3.1.2 [耳鸣]掩蔽疗法 masking therapy

通过外界提供的一种特定的声源来掩蔽患者耳鸣的治疗方法。

1.9.3.2 客观性耳鸣 objective tinnitus

有自身声源的情况下，可被患者或患者和检查者同时听到或检测到的耳部响声。

1.9.3.2.1 血管性耳鸣 vascular tinnitus

患者和（或）检查者听到的与脉搏一致的杂音。可能由血管异常改变或者血液在血管内形成湍流所致。

1.9.3.2.2 肌源性耳鸣 muscular tinnitus

由肌肉异常收缩导致的客观性耳鸣。常见原因为镫骨肌、鼓膜张肌、腭帆张肌等肌肉的阵挛。

1.10 耳肿瘤及手术

1.10.1 耳及侧颅底良性肿瘤

1.10.1.1 耳廓肿瘤 auricula neoplasm

发生于耳廓的良恶性肿瘤。大多数起源于鳞状上皮及其基底细胞，少数起源于支持组织。

1.10.1.2 外耳道腺瘤 adenoma of external ear canal

发生于外耳道的来源于腺体的肿瘤。包括耵聍腺瘤和多形性腺瘤等。

1.10.1.2.1 耵聍腺瘤 ceruminoma

外耳道耵聍腺体异常增殖形成的肿瘤。

1.10.1.3 耳廓乳头状瘤 auricular papilloma

发生于耳廓的良性肿瘤。是外耳常见的良性肿瘤。包括鳞状细胞乳头状瘤和基底细胞乳头状瘤。可能与环境、病毒感染、炎症刺激、变态反应等因素有关。

1.10.1.3.1 外耳道乳头状瘤 papilloma of external ear canal

发生于外耳道软骨部皮肤的良性肿瘤，是外耳道常见的良性肿瘤之一。包括鳞状细胞乳头状瘤和基底细胞乳头状瘤。可能与环境、病毒感染、炎症刺激、变态反应等因素有关。

1.10.1.4 耳部血管瘤 auricular hemangioma

发生于耳部的由扩张、增生的血管内皮组织构成的良性肿瘤。分为海绵状血管瘤、毛细血管瘤、混合性血管瘤等类型。无被膜，界限不清，在皮肤或黏膜呈突起的鲜红肿块。

1.10.1.5 鼓室副神经节瘤 tympanic paraganglioma

又称“鼓室球瘤（glomus tympanicum tumor）”。起源于鼓室的舌咽神经鼓室支、迷走神经耳支副神经节细胞的化学感受器瘤。

1.10.1.6 岩骨胆脂瘤 petrous bone cholesteatoma

各种原因导致的侵犯至颞骨岩部的胆脂瘤。与内耳迷路关系密切。早期可无症状，随着疾病进展，可出现听力下降、面瘫、眩晕等症状。

1.10.1.7 颈静脉孔副神经节瘤 paraganglioma of jugular foramen

又称“颈静脉球瘤（glomus jugulare tumor）”。起源于颈静脉球顶外膜的一种非嗜铬副神经节瘤。肿瘤一般生长缓慢，常表现为局部侵犯和破坏或向邻近组织和骨壁侵蚀扩展。

1.10.1.7.1 颈静脉孔区综合征 jugular foramen syndrome

侧颅底病变累及颈静脉孔区后组脑神经（舌咽神经、迷走神经、副神经）的一类综合征。表现为患侧软腭及咽喉感觉消失，声带及软腭肌麻痹，斜方肌和胸锁乳突肌麻痹。

1.10.1.7.2 颞下窝入路 infratemporal fossa approach

一种处理颞下窝和颈静脉孔区病变的侧颅底手术入路。经过该入路可以到达颞下窝、颈静脉孔、岩尖和斜坡区域。

1.10.1.8 前庭神经鞘瘤 vestibular schwannoma

又称“听神经瘤（acoustic neuroma）”。发生于第Ⅷ对脑神经的神经鞘瘤。多发于前庭上神经。首发症状为听力下降、耳鸣，也可表现为眩晕、面瘫、头晕等。早期局限于内耳道，晚期可扩展至小脑脑桥角区。

1.10.1.8.1 迷路入路 translabyrinthine approach

一种通过去除迷路结构，到达小脑脑桥角区的手术入路。以骨性外耳道后壁和面神经垂直段为前界、颅中窝底硬脑膜为上界、乙状窦为后界、颈静脉球为下界，切除乳突及部分迷路，进入内耳道和小脑脑桥角。

1.10.1.8.2　颅中窝入路　middle fossa approach
一种通过颞骨鳞部开骨窗，从上方显露颅中窝底到达颞骨岩部，由此可开放内耳道及部分小脑脑桥区域的手术入路。适用于切除内耳道或小脑脑桥角直径不超过10mm的肿瘤，也可用于面神经初始段的减压，以及岩尖部肿瘤切除。

1.10.1.8.3　乙状窦后入路　retrosigmoid approach
一种经乙状窦后颅骨开窗，进入小脑脑桥角的手术入路。骨窗前界是乙状窦后缘，上界是横窦下缘。适用于切除小脑脑桥角区的听神经瘤、胆脂瘤、脑膜瘤等占位性病变，以及后侧脑神经根手术。

1.10.1.8.4　耳囊入路　transotic approach
经迷路入路的一种改良的手术入路。除切除迷路外，还包括外耳道、鼓室内容物及耳蜗。面神经以骨桥形式保留在原位，能充分暴露岩尖及小脑脑桥角前部。适用于大听神经瘤，尤其是侵犯耳蜗、岩尖及小脑脑桥角前方较多的肿瘤手术。

1.10.1.8.5　迷路后入路　retrolabyrinthine approach
一种通过去除迷路后方、乙状窦前方、颈静脉球上方颞骨骨质，进入小脑脑桥角的手术入路。适用于保留听力的小的听神经瘤手术及后侧脑神经根手术。

1.10.1.9　副神经节瘤　paraganglioma
起源于副交感神经节细胞的肿瘤。主要发生在头颈部，其中颈动脉体瘤、颈静脉球体瘤及迷走神经副神经节瘤多见。

1.10.1.10　面神经鞘瘤　facial schwannoma
起源于面神经鞘膜施万细胞的良性肿瘤。可起源于面神经任意部位，并累及多个神经节段。临床表现主要为面瘫。

1.10.1.11　三叉神经鞘瘤　trigeminal schwannoma
起源于三叉神经鞘膜施万细胞的良性肿瘤。最常见于半月神经节，也可见于神经根和各个分支。临床表现为面部疼痛和感觉减退、咬肌萎缩等。

1.10.1.12　神经纤维瘤病Ⅰ型　neurofibromatosis type Ⅰ，NF1
一种由*NF1*基因突变引起的神经系统常染色体显性遗传疾病。常引起神经系统、皮肤症状，也可表现为软组织或骨骼异常。

1.10.1.13　神经纤维瘤病Ⅱ型　neurofibromatosis type Ⅱ，NF2
一种由位于22号染色体上编码Merlin蛋白的基因发生突变引起的遗传性疾病。主要表现为双侧听神经瘤或单侧听神经瘤伴颅内其他部位肿瘤如脑膜瘤等，或颅内肿瘤伴全身多发皮肤咖啡牛奶斑等。

1.10.2　耳及侧颅底恶性肿瘤

1.10.2.1　外耳道癌　external auditory canal carcinoma
起源于外耳道皮肤的外耳道恶性肿瘤。

1.10.2.1.1　耳廓基底细胞癌　basal cell carcinoma of auricle
起源于基底细胞的一种低度恶性耳廓皮肤肿瘤。主要表现为单发性的透明蜡样灰色小结节，表面有扩张的血管，易出血、渗液、结痂。

1.10.2.1.2　耳部腺样囊性癌　adenoid cystic carcinoma of auricle
一种发生于外耳道上皮的恶性肿瘤。生长非常缓慢，病史可达数年。早期常有间歇性耳痛，晚期可转为持续性剧痛，并向颞部及耳周扩散。肿瘤堵塞外耳道时可引起耳鸣、传导性听力减退。主要发生于外耳道软骨段。

1.10.2.1.3 外耳鳞癌 squamous carcinoma of auricle

起源于外耳鳞状上皮的恶性肿瘤。多见于耳轮、耳廓后面和耳廓前面中部。

1.10.2.1.4 颞骨次全切除术 subtotal temporal bone resection

一种用于切除颞骨肿瘤的手术方式。切除范围包括外耳道、乳突、内耳、部分颞颌关节、颞骨鳞部及岩骨1/3～1/2，仅保留部分内耳道、部分颈内动脉管和颈内动脉管之间的岩尖部分，需牺牲听力。

1.10.2.1.5 颞骨全切除术 total temporal bone resection

一种用于切除晚期颞骨恶性肿瘤的手术方式。如颞骨鳞癌、腺癌及肉瘤等。切除范围包括全部外耳道、中耳及内耳结构，在颞骨次全切除的基础上，切除全部岩尖骨质，手术创伤较大，临床已很少应用。

1.10.2.1.6 颧颞入路 temporozygomatic approach

颞下入路向前延伸的一种手术入路。通过打开颞下颌关节囊，将离断后的颧弓、髁窝与颞肌一同向前下方牵拉，增加对颅中窝结构如海绵窦、三叉神经窝及鞍旁后外侧区等的显露。

1.10.2.1.7 颞骨外侧切除 lateral temporal bone resection

一种用于切除局限、早期外耳道癌的手术方式。需整块切除外耳道软骨部和骨部，包括鼓膜及锤骨、砧骨，保留面神经、镫骨和内耳，封闭咽鼓管，根据病变病理类型和侵犯范围，可合并腮腺浅叶切除或全切除，以及颈淋巴结清扫术。

1.10.2.2 外耳道黑色素瘤 melanoma of external ear canal

由黑色素痣恶变所致的一类外耳道恶性肿瘤。多发生于中年或老年患者。易局部淋巴结转移，血行转移少见。常见诱因为长期慢性刺激、烫伤、强烈日光和放射线照射等。

1.10.2.3 颞骨巨细胞瘤 temporal bone giant cell tumor

一种起源于骨髓未分化间充质细胞的良性肿瘤。尽管是良性的，但可能是局部侵袭性的，并具有复发倾向。

1.10.2.4 内淋巴囊肿瘤 endolymphatic sac tumor

起源于内淋巴囊的低度恶性腺癌。多并发于希佩尔–林道病，也可单独发病。

1.10.2.5 纤维性结构不良 fibrous dysplasia

又称“骨纤维异常增殖症”。一种病因不明、缓慢进展的自限性良性骨纤维组织疾病。正常骨组织被吸收，而代之以均质梭形细胞的纤维组织和发育不良的网状骨小梁。

2 鼻　　科

2.1 鼻　解　剖

2.1.1 鼻 nose

人体重要的呼吸、嗅觉器官。分为外鼻、鼻腔和鼻窦三部分。

2.1.2 外鼻 external nose

位于面部中央，呈三棱锥形，由骨和软骨构成支架，外覆以软组织和皮肤的结构。

2.1.2.1　鼻根　nasal root

外鼻上端、两眶之间，与额部相连的部位。

2.1.2.2　鼻梁　nasal bridge

外鼻前面由鼻根延伸至鼻尖的结构。

2.1.2.3　鼻尖　nasal apex

鼻梁下端隆起的部分。

2.1.2.4　鼻背　nasal dorsum

外鼻鼻梁的两侧部分。

2.1.2.5　鼻骨　nasal bone

鼻背上部成对的长方形小骨。左右各一，上部厚而窄，下部薄而宽，上缘接额骨，外侧缘与上颌骨额突相连，下缘接鼻外侧软骨，后面以鼻骨嵴与额嵴、鼻中隔软骨和筛骨正中板相接，是构成外鼻的主要骨性支架。

2.1.2.6　鼻翼　alae nasi

鼻尖两侧半圆形的隆起。主要由鼻翼软骨构成。

2.1.2.7　鼻底　basis nasi

外鼻三棱锥的底部。

2.1.2.8　鼻小柱　columella nasi

鼻中隔前下缘和大翼软骨内侧脚构成的柱状结构。形成左、右两个前鼻孔的内侧缘。

2.1.2.9　前鼻孔　anterior nares

鼻翼的游离缘、鼻小柱和上唇围绕而成的孔状结构。

2.1.2.10　鼻唇沟　nasolabial fold

鼻翼向外侧与面颊交界处的浅沟。

2.1.2.11　鼻外侧软骨　lateral nasal cartilage

位于鼻梁与鼻背侧面、上方连接鼻骨下缘和上颌骨额突的软骨。两侧鼻外侧软骨内侧缘在鼻中线会合并连接鼻中隔软骨的前上缘。

2.1.2.12　隔背软骨　septodorsal cartilage

在底面观呈“↑”形的软骨。两侧翼为鼻外侧软骨，中间为鼻中隔软骨。

2.1.2.13　大翼软骨　greater alar cartilage

鼻翼内成对弯曲的有弹性的软骨板。呈马蹄形，外侧脚构成鼻翼支架，左右内侧脚和鼻中隔软骨前下缘构成鼻小柱。

2.1.2.14　方形软骨　square cartilage

构成鼻中隔前上部的软骨部分。

2.1.2.15　小翼软骨　lesser alar cartilage

充填于鼻外侧软骨和大翼软骨之间的软骨。

2.1.2.16　籽状软骨　sesamoid cartilage

位于鼻外侧软骨和大翼软骨间的脂肪纤维组织内的软骨。形状、数目不一。

2.1.2.17　梨状孔　pyriform aperture

由鼻骨下缘、上颌骨额突内缘和上颌骨腭突游离缘共同围成的骨性孔状结构。因形似梨状而得名。

2.1.2.18　犁骨　vomer bone

居鼻中隔后下部的骨性结构。后端构成后鼻孔内侧缘，因形似犁状而得名。

2.1.3　鼻腔　nasal cavity

由鼻中隔分为左右各一、前后开放的狭长腔隙。冠状切面呈三角形，顶部较窄，底部较宽，前起于前鼻孔，后止于后鼻孔。每侧鼻腔分为鼻前庭和固有鼻腔两部分。

2.1.3.1　鼻前庭　nasal vestibule

介于前鼻孔和固有鼻腔之间的空腔。位于鼻腔最前段，鼻大翼软骨的弧形隆起为鼻前庭的支架，表面被覆皮肤。

2.1.3.2　鼻阈　nasal limen

鼻前庭的皮肤与固有鼻腔黏膜交界处的弧形隆起。

2.1.3.3　鼻内孔　nasal foramen

鼻前庭和固有鼻腔之间的通道。较前鼻孔狭小，为鼻腔最狭窄处。

2.1.3.4　鼻中隔　nasal septum

以筛骨垂直板、犁骨和鼻中隔软骨为支架，覆以黏软骨膜和黏骨膜而形成的结构。分为骨部、软骨部。构成固有鼻腔内侧壁。

2.1.3.5　利特尔区　Little area

鼻中隔前下方血管丰富的区域。是鼻出血好发部位。

2.1.3.6　筛骨　ethmoid bone

位于两眶之间、额骨之下、蝶骨之前的含气骨。冠状切面呈“巾”形。分为三部分：筛骨水平板、筛骨垂直板和含气筛房。

2.1.3.7　筛骨水平板　ethmoid horizontal plate

又称“筛板（ethmoid plate）”。筛骨的组成部分，分隔颅前窝与鼻腔。薄而脆，嗅区黏膜的嗅丝通过，在外伤或手术时易发生损伤，导致脑脊液鼻漏。

2.1.3.8　筛骨垂直板　ethmoid vertical plate

筛骨的组成部分，构成骨性鼻中隔上部。自筛板中线下垂，居正中矢状位。

2.1.3.9　犁鼻器　vomeronasal organ

在鼻中隔两侧前部的盲囊状结构。开口于鼻腔或鼻腭管，系人类已退化的嗅化学感受器。

2.1.3.10　鼻甲　turbinate

鼻腔外侧壁上突出于鼻腔中的3个呈阶梯状排列的骨性结构。游离缘皆向内下方悬垂，由上至下分别为上鼻甲、中鼻甲和下鼻甲。

2.1.3.10.1　上鼻甲　superior turbinate

位于鼻腔外侧壁后上方的突起。由筛骨薄骨片被覆黏膜形成。

2.1.3.10.2　中鼻甲　middle turbinate

位于鼻腔外侧壁上的突起。由筛骨薄骨片被覆黏膜构成，前端附着于筛窦顶壁和筛骨水平板连接处的前颅底，下端游离垂直向下、向后延伸并逐渐向外侧转向，附着在纸样板后部。

2.1.3.10.3　下鼻甲　inferior turbinate

位于鼻腔外侧壁下部的由前向后的突起。由下鼻甲骨被覆黏膜构成，附着于上颌骨内侧壁和腭骨垂直板，为一独立结构，前端靠近鼻内孔，后端距咽鼓管咽口1～1.5cm。

2.1.3.11　总鼻道　common meatus

嗅裂水平以下至鼻底、鼻甲与鼻中隔间的不规则腔隙。

2.1.3.11.1　上鼻道　superior nasal meatus

上鼻甲下外侧与鼻腔外侧壁间的腔隙。

2.1.3.11.2　中鼻道　middle nasal meatus

中鼻甲下外侧与鼻腔外侧壁间的腔隙。前组鼻窦开口于此，也是鼻内镜手术最重要的区域。

2.1.3.11.3　下鼻道　inferior nasal meatus

下鼻甲下外侧与鼻腔外侧壁间的腔隙。是各鼻道中最宽长者，鼻泪管开口于其穹窿部。

2.1.3.12　蝶筛隐窝　sphenoethmoidal recess

上鼻甲或最上鼻甲后上方与鼻中隔之间的凹陷。为蝶窦的开口处。

2.1.3.13　嗅裂　olfactory cleft

又称“嗅沟（olfactory sulcus）”。中鼻甲内侧游离缘平面以上与鼻中隔之间的腔隙。

2.1.3.14　嗅黏膜　olfactory mucosa

鼻腔嗅裂区的黏膜。由嗅上皮和固有层组成。黏膜下有嗅神经分布。

2.1.3.15　嗅神经　olfactory nerve

第Ⅰ对脑神经。传导嗅觉的特殊内脏传入纤维，其神经末梢分布于嗅区黏膜，中枢突汇集成嗅丝，经筛孔到达嗅球。

2.1.3.16　筛泡　ethmoid bulla

中鼻道外侧壁上的一个大而薄的前筛气房。开口于筛漏斗或半月裂。

2.1.3.17　钩突　uncinate process

位于中鼻道外侧壁前下的钩状隆起。后缘游离，构成半月裂的内侧界。

2.1.3.18　半月裂　semilunar hiatus

筛泡和钩突之间的半月形裂隙。前组鼻窦和中鼻道之间通气引流的通道。

2.1.3.19　筛漏斗　ethmoidal infundibulum

半月裂向前下和后上延伸并逐渐扩大形成的漏斗状结构。外侧壁主要为筛泡，内侧壁以钩突为主，向内经半月裂、中鼻道与鼻腔相通，前界为盲端，前上端为额隐窝，额窦引流于此，其后为前组筛窦开口，最后为上颌窦开口。

2.1.3.20　窦口鼻道复合体　ostiomeatal complex

以筛漏斗为中心的附近区域，包括筛漏斗、半月裂、钩突、筛泡、中鼻甲、前组鼻窦开口等一系列结构。

2.1.3.21　后鼻孔　posterior nares

鼻腔与鼻咽部的通道。左右各一，被鼻中隔分隔，由蝶骨体下部（上）、蝶骨翼突内侧板（外）、腭骨水平部后缘（下）和犁骨后缘（内）构成，上覆黏骨膜，在成人呈椭圆形。双侧后鼻孔经鼻咽部交通。

2.1.3.22　[鼻]黏液毯　mucosa blanket

鼻黏膜表面分泌物形成的黏液层。由顶层黏蛋白和底层水样层构成，随纤毛摆动向鼻咽部移动。

2.1.3.23　眼动脉　ophthalmic artery

自视神经管颅口前从颈内动脉发出的分支。经视神经管入眶。

2.1.3.24　上颌动脉　maxillary artery

颈外动脉在下颌颈高度发出的分支。弯曲前行进入翼腭窝，向内侧走行分为两个终末支，即腭降动脉和蝶腭动脉。

2.1.3.25　筛前动脉　anterior ethmoid artery

眼动脉的分支。自眼动脉发出后入筛前孔，经眶颅管迂回颅内，再经鸡冠前端两旁小孔进入鼻腔，供应鼻腔外侧壁的前上部、鼻中隔的前上部、额窦及前组筛窦。

2.1.3.26　筛后动脉　posterior ethmoidal artery

眼动脉的分支，自眼动脉发出后经筛后孔入鼻腔，供应鼻腔外侧壁的后上部、鼻中隔的后上部及后组筛窦。

2.1.3.27　蝶腭动脉　sphenopalatine artery

上颌动脉终末分支，经蝶腭孔进入鼻腔，再分为外侧支和内侧支。为鼻腔的主要供血动脉。

2.1.3.28　鼻后外侧动脉　lateral posterior-nasal artery

蝶腭动脉经蝶腭孔进入鼻腔后发出的外侧支。进一步分成下鼻甲支、中鼻甲支和上鼻甲支，供应鼻腔外侧壁后部、下部和鼻腔底。

2.1.3.29　鼻后中隔动脉　posterior nasal septal artery

蝶腭动脉经蝶腭孔进入鼻腔后发出的内侧支。经蝶窦开口的前下方分布于鼻中隔后部和下部。

2.1.3.30　克氏静脉丛　Kiesselbach plexus
鼻中隔前下部的静脉丛。

2.1.3.31　吴氏静脉丛　Woodruff plexus
下鼻道外侧壁后部近鼻咽部的静脉丛。老年人鼻出血的常见部位。

2.1.3.32　眼神经　ophthalmic nerve
三叉神经第一分支，为感觉神经。主要司眼球、泪腺、结膜、鼻黏膜及额鼻部皮肤的感觉，为三叉神经中最细者，由半月节起往前沿海绵窦外侧在动眼神经、滑车神经下方，经眶上裂入眶。

2.1.3.33　上颌神经　maxillary nerve
三叉神经第二分支，为感觉神经。穿过或绕过蝶腭神经节后分出蝶腭神经，经蝶腭孔进入鼻腔分成鼻后上外侧支和鼻后上内侧支，分布于鼻腔外侧壁后部、鼻腔顶和鼻中隔。鼻后上内侧支有一较大的分支称为鼻腭神经，斜行分布于鼻中隔上。

2.1.3.34　下颌神经　mandibular nerve
三叉神经第三分支，是混合性神经。经卵圆孔出颅在颞下窝内发出许多分支。感觉纤维分布于下颌牙齿及牙龈、口腔底、颊部的黏膜、舌的黏膜及口裂以下的面部皮肤。运动纤维主要支配咀嚼肌。

2.1.3.35　蝶腭神经节　sphenopalatine ganglion
又称“梅克尔神经节（Meckel ganglion）”。翼腭窝中最大的副交感神经节。其分支支配鼻腔、鼻窦、鼻咽及泪腺的分泌。

2.1.3.36　鼻睫神经　nasociliary nerve
眼神经的分支。分布于睫状体、虹膜、角膜、筛窦、鼻黏膜等处。

2.1.3.37　筛前神经　anterior ethmoidal nerve
鼻睫神经的分支。终支为鼻前支，分布于鼻中隔和鼻腔外侧壁前上部。

2.1.3.38　筛后神经　posterior ethmoidal nerve
鼻睫神经的分支。分布于后组筛窦及蝶窦的黏膜。

2.1.3.39　翼管神经　nerve of pterygoid canal
岩大神经和岩深神经会合而成的神经。穿经蝶窦底的翼管至翼腭窝后壁，进入蝶腭神经节。节后纤维分布至鼻腔、鼻咽和泪腺。

2.1.4　鼻窦　nasal sinus
鼻腔周围颅骨中的含气空腔。左右成对，共4对，包括上颌窦、额窦、筛窦和蝶窦。

2.1.4.1　上颌骨　maxilla
位于鼻腔两侧的成对含气骨。有一体四突。体内的空腔为上颌窦。4个突为颧突、额突、腭突和牙槽突。

2.1.4.2　上颌窦　maxillary sinus
上颌体内的锥形空腔。其尖部向颧突，底部向鼻腔，有上、下、前、后及内侧壁。开口于中鼻道。

2.1.4.3　尖牙窝　canine fossa
位于上颌窦前壁中央的薄而凹陷的区域。

2.1.4.4　额骨　frontal bone
颅骨前上部分的骨性结构。由垂直位的额鳞和水平位的眶部组成。

2.1.4.5　额窦　frontal sinus
位于额骨内的含气空腔。介于额骨内板、外板之间，两侧额窦被一骨板分隔。额窦口在窦底部通筛漏斗，开口于中鼻道。

2.1.4.6　额隐窝　frontal recess

额窦向鼻腔的引流通道。前界为鼻丘气房的后壁，后界为筛泡和筛泡上气房的前界，内界和外侧界的构成因钩突上端的附着位置而异。

2.1.4.7　筛窦　ethmoid sinus

又称“筛小房（sieve chamber）”“筛迷路（sieve labyrinth）”。位于鼻腔外侧壁上方与两眶之间的海绵状含气空腔。每侧有3～18个，两侧多不对称，临床上常以中鼻甲基板为界分为前组筛窦和后组筛窦。前组筛窦开口于中鼻道，后组筛窦开口于上鼻道。

2.1.4.8　筛骨纸板　lamina papyracea

俗称“纸样板”。位于筛窦与眶之间的一层薄骨板。构成眶内侧壁的主要部分。

2.1.4.9　蝶骨　sphenoid bone

位于颅底中部，由蝶骨体、小翼、大翼和翼突四部分构成的骨性结构。蝶骨体内有空腔，称为蝶窦。蝶骨体上面为蝶鞍，蝶鞍中部凹陷处称垂体窝。

2.1.4.10　蝶骨翼突　pterygoid process of sphenoid bone

由大翼根部向下伸出的骨性结构。位于蝶骨下部，由内侧板和外侧板构成，两板的后部为翼突窝，翼突根部比邻翼管开口。

2.1.4.11　蝶窦　sphenoid sinus

位于蝶骨体内的含气空腔。左右各一，开口于蝶筛隐窝。

2.1.4.12　蝶鞍　sella turcica

蝶骨体上方的马鞍状凹陷。位于颅中窝的正中部，窝的前方隆起即为鞍结节，后方为鞍背。

2.1.5　鼻颅底　nasal skull base

额窦后壁、筛骨水平板、筛窦顶壁及蝶窦的上、后、外壁与颅相毗邻的区域。

2.1.5.1　前颅底　anterior skull base

对应颅前窝，由额骨眶板、筛骨水平板、蝶骨小翼及蝶骨体前部构成的区域。

2.1.5.2　中颅底　medial skull base

前颅底后缘之后、枕大孔前缘之前，与翼内板向后延长线之间的区域。主要由蝶骨体和枕骨斜坡构成。

2.1.5.3　筛顶　ethmoidal roof

筛窦的顶壁，额骨眶板的内侧部分。内侧与筛板相连接，外侧延续为额骨眶板的外侧部分。与筛骨水平板的连接以高台式多见。

2.1.5.4　海绵窦　cavernous sinus

位于蝶鞍两侧硬脑膜两层间的不规则腔隙。两侧海绵窦借横支相连。上方有颈内动脉，外侧壁有动眼神经、滑车神经、展神经和三叉神经眼支走行。双侧海绵窦通过蝶鞍前后的静脉窦相连，向后通过岩上窦和岩下窦进入乙状窦。引流眼静脉、大脑中静脉和垂体门静脉血液。

2.1.5.5　视神经　optic nerve

第Ⅱ对脑神经。为特殊躯体感觉神经，传导视觉冲动，其纤维始于视网膜的节细胞。节细胞的轴突于视网膜后部汇成视神经盘后穿过巩膜，构成视神经。视神经外面包有3层被膜，分别与相应的3层脑膜相延续。全长4.2～4.7cm，分为眼内段、眶内段、管内段、颅内段。

2.1.5.6　视交叉　optic chiasm

由双侧视神经纤维进颅后交叉而成的结构。位于蝶骨体的视交叉沟上。

2.1.5.7　动眼神经　oculomotor nerve

第Ⅲ对脑神经。发自中脑的动眼神经核和动眼神经副核，支配眼内肌和眼外肌运动。含有躯体运动和内脏运动两种纤维。分为上、下两支。上支细小，支配上直肌和上睑提肌。下支粗大，支配下直肌、内直肌和下斜肌。由下斜肌支分出的一个小支称睫状神经节短根，分布于睫状肌和瞳孔括约肌，参与瞳孔对光反射和调节反射。

2.1.5.8 滑车神经 trochlear nerve

第Ⅳ对脑神经。为运动性神经，起于中脑下丘平面对侧滑车神经核，自中脑背侧下丘出脑；自脑发出后，绕过大脑脚外侧前行，穿经海绵窦外侧壁向前，经眶上裂入眶，越过上直肌和上睑提肌向前内侧行，进入并支配上斜肌。是脑神经中最细的神经。

2.1.5.9 三叉神经 trigeminal nerve

第Ⅴ对脑神经。为混合神经，是最粗大的脑神经，含有一般躯体感觉纤维和特殊内脏运动纤维。感觉支支配颜面、眼、鼻、口腔等的浅感觉及咀嚼肌的本体感觉；运动支支配咀嚼肌的随意运动。由眼支（第一支）、上颌支（第二支）和下颌支（第三支）会合而成。

2.1.5.10 展神经 abducent nerve

第Ⅵ对脑神经。是躯体运动神经，起自脑桥下部的展神经核，其轴突组成展神经，在鞍背外侧穿硬脑膜进入海绵窦内，在颈内动脉外侧向前出海绵窦，继而经眶上裂内端入眶，支配眼外直肌。

2.1.5.11 翼腭窝 fossa pterygopalatina

位于上颌窦后壁与翼突之间的狭窄骨性间隙。前界为上颌骨，后界为翼突及蝶骨大翼，顶为蝶骨体，内侧壁为腭骨垂直部，外侧与颞下窝相通。上部较宽，向下渐窄，窝内容有颌内动脉、上颌神经及蝶腭神经节。

2.1.6 鼻眼相关解剖

2.1.6.1 眼眶 orbit

四边方锥形的骨性结构。容纳眼球及眶内容物，底边朝前为眶口。

2.1.6.2 视神经管 optic canal

由蝶骨小翼和蝶骨体构成，位于蝶窦外、上侧壁的圆形骨性管道。

2.1.6.3 鼻泪管 nasolacrimal canal

延续泪囊向下，连通鼻腔和泪囊窝的膜性管道。上部包埋在眶壁骨质中，下部在鼻腔外侧壁黏膜深面，开口于下鼻道外侧壁的前部。总长1.5～2.0cm，直径0.3～0.7cm。

2.1.6.4 眶下气房 infraorbital ethmoid cell

沿眶内侧壁下方向上颌窦顶部延伸的气房。

2.1.6.5 眶顶 roof of orbit

又称“眶上壁（supraorbital wall）”。前方大部分为额骨眶板，后方小部分为蝶骨小翼，构成部分颅前窝底，骨质较薄，外伤或病变易破坏此壁。

2.1.6.6 眶上裂 superior orbital fissure

位于蝶骨大、小翼之间的骨性裂隙。颅中窝与眼眶借此相沟通，第Ⅲ、Ⅳ、Ⅴ、Ⅵ对脑神经和眼动脉由此入眶。

2.1.6.7 眶上动脉 supraorbital artery

眼动脉的直接延续。经眶上切迹出眶分布至眼轮匝肌、额窦及额部皮肤。

2.1.6.8 眶上神经 supraorbital nerve

额神经的最大分支。包括内侧支和外侧支。分布于额顶部、上睑和鼻背皮肤，以及眼球、泪腺、结膜和部分鼻腔黏膜。

2.1.6.9 眶上孔 supraorbital foramen

眶上切迹的开口处被骨桥封闭而形成的结构。孔内有眶上神经、血管通过。

2.1.6.10 眶下孔 infraorbital foramen

位于上颌窦前壁、尖牙窝上方、眶下缘之下的骨孔。孔内有眶下神经、血管通过。

2.1.6.11 眶下动脉 infraorbital artery
上颌动脉的分支。经眶下裂、眶下沟和眶下管，与眶下神经伴行入眶，再经眶下孔至面部。

2.1.6.12 眶下神经 infraorbital nerve
上颌神经的分支。经眶下裂入眶，再经眶下沟、眶下管，由眶下孔出眶后分布于下睑、鼻部和上唇。

2.2 鼻 生 理

2.2.1 鼻气流 nasal air flow
经鼻呼吸时产生的鼻腔气流。分为吸入气流和呼出气流。受到鼻内结构影响分为层流和湍流。

2.2.1.1 层流 laminar flow
气流分层流动、互不混合的流动状态。鼻腔吸入气流在鼻腔鼻咽部流动的主要方式，从鼻内孔朝后上方弧形流向后鼻孔再散开，其与鼻腔黏膜接触面积最大，可以充分发挥鼻腔调节气流湿度和温度的作用。

2.2.1.2 湍流 turbulent flow
呈旋涡状且不规则的气流。鼻腔吸入气流在鼻腔鼻咽流动的一种方式。形成于鼻内孔的后方，为吸入空气的小部分，有利于气体充分汇合，增加气体与鼻腔黏膜之间的相互接触。

2.2.2 鼻阻力 nasal resistance
气流通过鼻腔时遇到的阻力。以气体在鼻腔的流速与压力之比表示。约占整个呼吸道阻力的一半，主要产生于软骨性鼻前庭与骨性鼻腔交界处。生理条件下对保证肺内气体交换有重要作用。

2.2.3 鼻阻力血管 nasal resistance vessel
鼻黏膜中毛细血管前动脉和小动脉。血管壁上有丰富的肾上腺素能受体，血管的收缩和舒张可影响鼻黏膜血流量进而影响鼻阻力。

2.2.4 鼻瓣区 nasal valve area
位于鼻内孔附近，以鼻中隔前上部为内界、上外侧软骨为外界形成的双侧三角形鼻内瓣膜区。每侧横截面积为20～40mm^2，是上呼吸道最窄处，产生40%～50%的上气道阻力。

2.2.5 鼻周期 nasal cycle
两侧鼻黏膜内血流呈自主周期性调节，引起每侧鼻阻力的周期性变化，两侧总阻力不变。一般为2～7h，存在于80%的正常个体中。

2.2.6 鼻加温 nasal warming
鼻腔内黏膜以其丰富的血管分布和血液循环的散热作用对吸入气体进行加温的过程。

2.2.7 鼻加湿 nasal humidification
在鼻黏膜腺体、杯状细胞分泌及进入鼻腔的泪液的共同作用下，提高吸入的空气在进入肺部前的湿度的过程。有助于肺泡的气体交换和维持呼吸道黏膜的正常纤毛运动。

2.2.8 鼻过滤 nasal filtration
呼吸时吸入气体经过鼻前庭鼻毛对大颗粒物质的阻挡、鼻腔黏膜表面的黏液纤毛清洁系统对微小颗粒的黏附和清除过程。是鼻腔的主要功能之一。

2.2.9 黏液纤毛清洁系统 mucociliary cleaning system
又称“黏液纤毛传输系统（mucociliary transporting system）”。呼吸道防御体系的重要组成部分，由鼻黏膜上皮细胞的纤毛及表面附着的浆液、黏液组成。依靠规律的纤毛摆动将纤毛顶端的黏液推向鼻咽部，以排除黏附在黏液表层的颗粒性物质，从而实现鼻腔及鼻窦的自洁功能。

2.2.10　凝胶层　gel layer

黏液毯的表层。含有较多黏蛋白，有较强的黏性，可黏附吸入气体中的颗粒性物质。

2.2.11　溶胶层　sol layer

又称“纤毛周围液（periciliary fluid）”。黏液毯的下层。含有较少黏蛋白，有助于纤毛摆动。

2.2.12　黏液波　mucous wave

黏液毯自前向后运动所形成的波动。对维持鼻腔正常清洁功能起到重要的作用。

2.2.13　纤毛摆动频率　ciliary beat frequency

1s内的纤毛摆动周期数。是反映纤毛运动状况的重要指标。每个摆动周期由与黏液毯运动同向的有效摆动、与黏液毯运动反向的复位摆动和相对静止的休息期组成。

2.2.14　嗅素　olfactory hormone

具有气味的物质微粒。

2.2.15　嗅觉　olfactory sensation

由发散于空气中的嗅素作用于嗅裂中的嗅细胞产生神经冲动并传至神经中枢引起的感觉。能起到识别、报警、增加食欲和影响情绪的作用。

2.2.16　嗅适应　olfactory adaptation

在较长时间受某种嗅素持续刺激后，嗅觉传入通路兴奋性下降，感觉相应减弱甚至消失的现象。

2.2.17　嗅阈　olfactory threshold

单位时间内一定数量的某种气味分子随气流到达嗅区，能引起嗅细胞兴奋的最小刺激。反映嗅觉的灵敏度。

2.2.18　鼻共鸣　nasal resonance

鼻腔和鼻窦对发声产生的共鸣作用。是语音形成的一部分。正常的鼻共鸣可保证语音质量。

2.2.19　喷嚏反射　sneezing reflex

鼻腔或鼻咽部黏膜受到刺激所引起的一种保护性反射。传入神经是三叉神经，反射中枢在延髓，由深吸气开始，随即产生一个急速而有力的呼气；同时伴腭垂下降，舌压向软腭，高速气流主要从鼻腔中喷出。作用是排出上呼吸道中的异物或过多的分泌物。

2.2.20　鼻肺反射　nasopulmonary reflex

鼻阻力增高或刺激鼻黏膜时引起支气管收缩的反射。以鼻黏膜三叉神经为传入支，广泛分布于支气管平滑肌的迷走神经为传出支，以三叉神经核和迷走神经核为中枢核，形成反射弧。

2.3　鼻　症　状

2.3.1　鼻塞　nasal obstruction

由各种原因导致的鼻腔通气不畅的主观感觉。

2.3.2　鼻溢　rhinorrhea

又称“流涕（snivel）”。由于鼻分泌物过多而自前鼻孔或后鼻孔流出的现象。病理情况下鼻分泌物大多来自鼻黏膜腺体的分泌和血管渗出。

2.3.3　喷嚏　sneezing

正常的鼻内保护性反射。系鼻内三叉神经末梢受到刺激时，通过神经反射，先发生明显的吸气相，然后产生高速气流从鼻腔喷出。

2.3.4　鼻出血　epistaxis

又称“鼻衄（nose bleeding）”。血液经鼻流出。当出血量大或出血部位邻近鼻腔后部时，可向后流至后鼻孔，或再经对侧鼻腔流出；有时经鼻咽部流至口腔；偶可经鼻泪管由泪小点处流出。

2.3.5 鼻源性头痛 rhinogenic headache

由鼻病引起的头痛。一般有两类：感染性鼻源性头痛和非感染性鼻源性头痛。感染性鼻源性头痛往往伴有鼻及鼻窦的急性感染，且疼痛有一定的部位和时间特点。非感染性鼻源性头痛多由解剖因素导致。

2.3.6 鼻睫神经痛 nasociliary neuralgia

又称“筛前神经综合征（anterior ethmoid nerve syndrome）”。因嗅裂和中鼻道狭窄，造成筛前神经末梢受压引起的鼻源性头痛。

2.3.7 嗅觉障碍 olfactory dysfunction

部分或全部嗅觉功能下降、丧失或异常的表现。临床以嗅觉减退和嗅觉丧失常见，而嗅觉过敏、嗅觉倒错和幻嗅则较为少见。

2.3.8 共鸣障碍 resonance dysfunction

鼻腔鼻窦的解剖变异或病变导致的闭塞性鼻音或开放性鼻音。

2.3.8.1 闭塞性鼻音 closed rhinolalia

说话时气流不能进入或较少进入鼻腔，导致声音呈缺乏鼻腔、鼻窦共鸣的语音异常。

2.3.8.2 开放性鼻音 open rhinolalia

说话时尤其是发爆破性辅音时腭咽关闭不全，口中的气流进入鼻腔导致的语音异常。

2.4 鼻检查法

2.4.1 外鼻检查法 external nose examination

检查鼻部外观的方法。先观察外鼻形态及邻近部位有无畸形、缺损、肿胀或异常隆起；再以拇指和示指检查外鼻有无触痛，鼻骨有无塌陷、移位、骨摩擦感。

2.4.2 鼻前庭检查法 nasal vestibule examination

检查鼻前庭的方法。观察皮肤有无充血、肿胀、糜烂、皲裂、结痂，以及鼻毛脱落情况。

2.4.3 前鼻镜检查法 anterior rhinoscopy

持前鼻镜检查鼻腔的方法。观察鼻腔黏膜色泽及有无肿胀、鼻中隔有无偏曲、鼻甲有无肥大、各鼻道有无分泌物、鼻腔有无新生物等。

2.4.4 后鼻镜检查法 posterior rhinoscopy

又称“间接鼻咽镜检查法（indirect nasopharyngoscopy）”。持间接鼻咽镜检查鼻后孔及鼻咽部的方法。检查者通过压舌板配合将鼻咽镜置于软腭与咽后壁之间，检查后鼻孔、各鼻甲及鼻道的后缘、咽鼓管咽口、圆枕、咽隐窝及鼻咽顶部等结构，观察有无黏膜充血、出血、溃疡、新生物等。

2.4.5 鼻窦检查法 sinus examination

鼻窦的检查方法。一般包括触诊、前鼻镜检查、鼻内镜检查、口腔检查和上颌窦穿刺冲洗。

2.4.6 鼻内镜检查法 nasal endoscopy

通过鼻内镜检查鼻腔内各个部位的方法。主要观察显示黏膜形态、分泌物性质及来源、鼻窦开口情况、有无新生物及其表面形态如何等。

2.4.7 上颌窦穿刺术 maxillary antral puncture

通过穿刺诊断和治疗上颌窦病变的方法。可将冲洗液或抽吸物进行实验室检查，以明确窦内病变性质和确定治疗方案。

2.4.8 鼻通气功能检查法 patency test in nasal airway

以判定鼻通气程度、鼻气道阻力大小、鼻气道狭窄部位、鼻气道有效横断面积等为目的的检查方法。

2.4.9 鼻声反射测量法 acoustic rhinometry

通过声波反射的变化测量鼻腔容积及横截面积，描述鼻腔几何形状和评估鼻腔通气状况的一种无创检测方法。

2.4.10　鼻自洁功能检查法　self-cleaning function test of nose

通过检测鼻黏液纤毛清洁系统对不同标记物的传输速率评估鼻的自洁功能的检查方法。

2.4.11　糖精试验　saccharin test

评估鼻自洁功能的常用方法。将0.5～1.0mm大小、重2.5～5.0mg的糖精颗粒放置在受试者下鼻甲内侧（距鼻阈约1.0cm），记录从放置糖精到受试者觉察甜味的时间。成人正常值为7～15min。

2.4.12　嗅觉检查法　olfactory test

通过多种嗅剂检查嗅觉功能的方法。分为主观嗅觉检查法和客观嗅觉检查法。

2.4.13　嗅阈检查　smell threshold test

以多数人可嗅到的最低嗅剂浓度为参考，检测患者对该种气味的最低辨别阈值的方法。

2.4.14　嗅觉诱发电位　olfactory evoked potential

又称"嗅性相关电位（olfactory event-related potential）"。以气味剂或电脉冲刺激嗅黏膜，应用计算机叠加技术，在头皮特定部位记录到的特异性脑电位。

2.4.15　鼻骨X射线检查　nasal bone X-ray examination

采用拍摄鼻骨正侧位X射线片观察鼻骨情况的方法。

2.4.16　鼻骨计算机体层成像检查　nasal bone computed tomography examination

采用计算机体层成像技术观察鼻骨情况的方法。包括骨折类型、骨折线的位置等。

2.4.17　鼻窦计算机体层成像检查　sinus computed tomography examination

采用计算机体层成像技术显示鼻腔、鼻窦形态及病变的方法。

2.4.18　鼻窦磁共振成像检查　sinus magnetic resonance imaging examination

采用磁共振成像技术显示鼻腔、鼻窦软组织的检查方法。能准确判定鼻、鼻窦软组织病变范围，并能详细观察病变的浸润程度及其与周围淋巴结和血管等的解剖关系。

2.4.19　前鼻孔填塞　nasal packing

经前鼻孔置入填塞物的方法。常用于鼻出血及鼻腔相关手术的止血。

2.4.20　后鼻孔填塞　postnasal packing

将填塞物置入鼻咽部堵塞后鼻孔的方法。常用于鼻腔后端出血及鼻咽部相关手术的止血。

2.4.21　鼻内镜下止血　endoscopic hemostasis

经鼻内镜探查出血点后进行止血的方法。

2.4.22　鼻窦负压置换法　displacement method

利用吸引器使鼻窦形成负压，吸出鼻窦分泌物并使药液进入鼻窦内而达到治疗目的的方法。

2.4.23　鼻腔冲洗法　nasal irrigation

通过一定压力的水流将鼻腔分泌物清洗出来的治疗方法。

2.5　鼻　畸　形

2.5.1　先天性外鼻畸形　congenital malformation of external nose

由于遗传或非遗传因素，在胚胎期颜面原基发育不良或颜面各隆突融合不全，产生的各种外鼻形态改变。

2.5.2 先天性外鼻缺损 congenital defect of external nose

由于遗传或非遗传因素，在胚胎期颜面原基发育不良或颜面各隆突融合不全，产生的各种外鼻部分缺失。

2.5.3 先天性皮样囊肿 congenital dermoid cyst

胚胎发育期由胚胎上皮遗留于皮下引起的鼻梁及鼻背部囊肿。

2.5.4 先天性皮样瘘管 congenital dermoid fistula

由胚胎上皮遗留引起的鼻梁及鼻背部瘘管。胚胎发育期鼻额突演化过程中遗留窦道穿通皮肤表面形成。

2.5.5 先天性鼻赘 congenital appendage of nose, congenital rhinophyma

外鼻发生过程中胚胎组织残留出现的外鼻赘生物。表面可覆有皮肤及细毛。

2.5.6 无鼻畸形 arhinia

胚胎期鼻额突和嗅窝不发育或发育不良造成的外鼻缺失。

2.5.7 双鼻畸形 double nose deformity

有两个外鼻的鼻部畸形。共4个鼻孔，呈上下排列或左右排列。

2.5.8 驼峰鼻 hump nose

一种常见的外鼻畸形，鼻梁部较宽，局部有向前方的突出或形似单驼峰样的突起。常合并鼻过长，下端肥大，鼻尖呈钩状下垂等畸形。多为先天发育逐渐形成的鼻部形态变异，鼻外伤也可导致此畸形。一般无功能障碍。

2.5.9 橡皮鼻 rubber nose

一种外鼻畸形。系缺乏鼻中隔的支撑，导致鼻尖变软或塌陷。

2.5.10 歪鼻 wry nose

又称"鼻偏斜（nasal deviation）"。鼻梁偏斜于面部中线或曲折形状的外鼻畸形。分先天性发育不良或外伤等类型。常与鼻中隔偏曲或鼻中隔软骨前脱位同时存在。

2.5.11 紧张鼻 tension nose

又称"鼻锥高–窄综合征（high-narrow nasal cone syndrome）"。整个外鼻锥体狭窄、突出的外鼻畸形，表现为骨性鼻背笔直，鼻瓣区高而窄，鼻尖可能会轻微下拉。

2.5.12 钮形鼻 button-shaped nose

因外鼻呈钮孔状发育不全而得名，同时伴无前鼻孔，在相应位置仅有小凹的鼻部畸形。系胚胎期鼻窝未下陷，未与口腔、咽腔相通所致。

2.5.13 管形鼻 tubular nose

一种根部位于内眦的肉质棒状结构的鼻部畸形。结构的中心为小管道，内衬黏膜。患侧鼻常有半侧缺损或发育不全，可合并唇腭裂，严重者甚至并发独眼。罕见。

2.5.14 开放性鼻顶 open nasal apex

骨性鼻背缺失的鼻部畸形。通常可由触诊诊断，较大的骨质缺损肉眼可见。

2.5.15 鼻裂 cleft nose

表现为鼻正中裂或鼻侧裂的先天性颅面裂畸形。胚胎期两侧嗅凹向中线靠拢的过程中，嗅凹之间的间质组织发育障碍，在鼻中线处形成裂沟，严重时可伴有唇裂。裂沟常沿鼻中线纵行，鼻背加宽，两眼间距较宽。

2.5.16 鼻正中裂 middle cleft of nose

鼻梁中线出现深沟裂痕的一种先天性颅面裂

畸形。

2.5.17　鞍鼻　saddle nose
由各种原因导致的鼻梁向内塌陷形成的马鞍状鼻部畸形。严重者鼻长径缩短，鼻尖低且向后仰，鼻孔朝向前上方呈外翻状，多伴有面中部发育不良，呈蝶状面畸形。

2.5.18　鼻背阶梯　dorsal step
鞍鼻的一个亚型。软骨性鼻锥与骨性鼻锥分离，鼻背软骨与鼻骨连接中断，通常由额部创伤所致的鼻锥和鼻中隔软骨凹陷引起。

2.5.19　鼻隆起　nasal eminence
由于骨质增生，先天或后天外伤等因素引起的外鼻部隆起。

2.5.20　凸鼻翼　convex alae
鼻翼明显突出或呈气球样，外侧脚异常突起的外鼻畸形。

2.5.21　凹鼻翼　concave alae
鼻翼明显凹陷，吸气时可能出现鼻翼塌陷的外鼻畸形。

2.5.22　鼻翼缺损　defect of alae nasi
鼻翼缺失或毁损的外鼻畸形。

2.5.23　鼻翼萎陷　alar collapse
各种原因引起的鼻翼组织柔软无力，鼻翼随吸气动作向内移动，从而使前鼻孔明显狭窄的外鼻畸形。

2.5.24　水平鼻翼沟　horizontal alar groove
鼻翼上方一水平方向的凹沟。可能是先天性鼻翼软骨外侧脚凹陷所致。

2.5.25　垂直鼻翼沟　vertical alar groove
鼻翼穹窿和外侧脚之间一垂直方向的凹沟。常为先天性。

2.5.26　先天性鼻尖畸形　congenital malformation of apex nasi
由先天性缺损、赘生物、鼻裂等导致的鼻尖畸形。多为鼻面部其他先天性畸形的伴发症或后遗症。

2.5.27　鼻尖上区凹陷　sagging of supratip area
鞍鼻的一个亚型。鼻尖上端局部凹陷，常见于局部创伤或鼻部手术后。

2.5.28　鼻孔不对称　nostril asymmetry
两侧鼻孔大小、高低不一的外鼻畸形。

2.5.29　鼻尖裂　bifid apex nasi
胚胎期两侧鼻突融合不全所致的外鼻畸形。鼻尖为双峰状，两峰之间的距离较大，两峰之间有一条纵行的沟或与鼻小柱垂直沟延续的皮肤压痕，一般无功能障碍。

2.5.30　额外鼻孔　supernumerary ncstril
在两侧前鼻孔的上方即鼻尖上出现一鼻孔的鼻腔畸形。与两侧前鼻孔形成“品”字形。

2.5.31　前鼻孔闭锁　atresia of anterior naris
由于鼻窝上皮增生形成的上皮栓未溶解，鼻窝底部的膜未破或前鼻孔周围组织增生过度引起的鼻腔畸形。也可由后天因素导致。

2.5.32　鼻小柱过宽　wide nasal columella
因大翼软骨发育异常，其内侧脚后端肥厚或过度张开所致的鼻腔畸形。可表现为持续性鼻塞。

2.5.33　鼻小柱回缩　retraction nasal columella
鼻小柱底部向上回缩，下缘高于鼻翼缘的鼻腔畸形。

2.5.34　鼻小柱缺陷　defect of nasal columella
鼻小柱缺失或支撑力不够，影响外鼻形态的鼻腔畸形。

2.5.35 斜鼻小柱 oblique nasal columella

表现为鼻小柱歪斜的鼻腔畸形。最常见原因是鼻中隔下端脱位，也可见于先天性唇腭裂术后患者。

2.5.36 后鼻孔闭锁 atresia of posterior naris

由于硬腭的骨部、膜部发育不全或后天因素引起的鼻腔畸形。有单侧和双侧之分。

2.5.37 鼻脑膜脑膨出 nasal meningoencephalocele

由于颅骨发育不全，部分脑组织和脑膜膨出到鼻腔、鼻窦、面部的现象。按膨出的内容可分为脑膜膨出、脑膜脑膨出、积水性脑膜脑膨出。

2.5.38 颅面囊肿 cranio-facial cyst

胚胎发育过程中，在颅面部各胚突彼此接合或融合处上皮组织残留形成的囊肿。按发生部位分为鼻前庭囊肿、鼻腭囊肿、鼻筛面裂囊肿、唇腭裂囊肿等。

2.5.38.1 鼻前庭囊肿 nasal vestibular cyst

发生于鼻前庭底部皮肤下、上颌骨牙槽突浅面软组织内的囊肿。

2.5.38.2 鼻腭囊肿 nasopharyngeal cyst

发生于鼻底硬腭处的囊肿。按发生部位分为鼻腔底部鼻腭囊肿、中间位鼻腭囊肿、切牙孔囊肿和腭乳头囊肿。

2.5.38.3 鼻筛面裂囊肿 naso-ethmoidal facial cleft cyst

发生于鼻及鼻周软组织、骨组织或骨孔内的各种先天性囊肿。

2.5.38.4 上颌骨囊肿 maxillary bone cyst

发生于上颌骨的非脓肿性病理性囊腔。内含囊液，通常由纤维结缔组织囊壁包绕。可根据组织来源和发病部位分为牙源性上颌骨囊肿、非牙源性上颌骨囊肿。

2.6 鼻部炎性疾病

2.6.1 鼻疖 furuncle of nose

鼻前庭单个毛囊、皮脂腺或汗腺的局限性化脓性炎症。有时也可发生于鼻尖或鼻翼。

2.6.2 酒渣鼻 rosacea

发生于鼻、额、颊部的慢性炎症性皮肤病。特点为颜面部弥散性潮红，伴发丘疹、脓疱及毛细血管扩张。毛囊蠕形螨是引起本病的病因之一。可出现外鼻赘生物。

2.6.3 鼻疱疹 herpes nasalis

鼻部受疱疹病毒感染引起的皮疹。

2.6.4 鼻前庭炎 nasal vestibulitis

发生在鼻前庭的弥漫性炎症。分为急性和慢性两种。

2.6.5 鼻前庭湿疹 eczema of nasal vestibule

发生在鼻前庭的一种皮肤损害。表现为具有明显渗出倾向的皮肤炎性反应，皮疹呈多样性，慢性期则主要表现为局部浸润和肥厚。皮肤损害可蔓延至鼻翼、鼻尖和上唇等处，瘙痒较剧。

2.6.6 鼻窦黏液囊肿 mucocele cyst of nasal sinus

多因自然窦口堵塞及炎性病变引起窦内积液潴留而形成的鼻窦病变。多发于筛窦和额窦，蝶窦、上颌窦少见。

2.6.7 鼻窦黏膜囊肿 mucosal cyst

因鼻窦黏膜内黏液腺阻塞或毛细血管渗出形成的黏膜下囊肿。多发生于上颌窦。

2.6.8 牙源性囊肿 odontogenic cyst

由牙齿发育障碍或病变所形成的上颌窦囊肿。包括含牙囊肿和根尖周囊肿。

2.6.8.1 含牙囊肿 dentigerous cyst

环绕着未萌出牙、额外牙的牙冠或附着于牙颈部的囊肿。

2.6.8.2 根尖周囊肿 periapical cyst

发生于上列切牙、尖牙或磨牙等牙根唇面的囊肿。

2.6.9 鼻炎 rhinitis

鼻腔黏膜和黏膜下组织的炎症。由病毒、细菌、过敏原、理化因子及某些全身疾病引起。

2.6.10 急性鼻炎 acute rhinitis

由病毒感染引起的、病程3个月以内的鼻黏膜急性炎症。以发热、头痛、喷嚏、流涕和鼻塞为主要症状。

2.6.11 慢性鼻炎 chronic rhinitis

持续3个月以上或炎症反复发作的鼻腔黏膜和黏膜下层的慢性炎症。分为慢性单纯性鼻炎和慢性肥厚性鼻炎。

2.6.12 变应性鼻炎 allergic rhinitis

过敏体质的个体接触致敏原后主要由免疫球蛋白E（IgE）介导的以肥大细胞为主的多种免疫活性细胞和细胞因子等共同参与的鼻黏膜慢性非感染性炎症。

2.6.13 血管运动性鼻炎 vasomotor rhinitis

由非特异性刺激诱发、无特异性过敏原参与的鼻黏膜慢性炎症。

2.6.14 非变应性鼻炎伴嗜酸性粒细胞增多综合征 nonallergic rhinitis with eosinophilia syndrome，NARES

临床症状与变应性鼻炎极为相似而鼻分泌物中以嗜酸性粒细胞显著增多为特点的鼻腔炎性疾病。过敏原的免疫学检查为阴性。

2.6.15 干酪性鼻炎 caseous rhinitis

表现为鼻腔内积聚由黏膜脱落上皮、坏死组织、胆固醇结晶等组成的干酪样物的一种特殊鼻炎。多由真菌感染引起。

2.6.16 干燥性鼻炎 rhinitis sicca，dry rhinitis

长期受外界物理或化学物质刺激所致的鼻炎。常与职业性因素有关。主要表现为鼻黏膜干燥、鼻黏膜慢性充血、分泌物减少及鼻腔灼热感。

2.6.17 萎缩性鼻炎 atrophic rhinitis

一种以鼻腔黏膜、骨膜和骨质发生萎缩为特征的、发展缓慢的鼻炎。表现为鼻腔宽大、干燥、发痒，以及鼻塞、头痛、嗅觉减退，合并感染时可伴异味。

2.6.18 职业性鼻炎 occupational rhinitis

特定工作环境中的刺激因素导致的鼻炎。出现间断或持续性鼻痒、喷嚏、流涕、鼻塞等症状，脱离工作环境症状可消退。

2.6.19 精神性鼻炎 psychogenic rhinitis

由焦虑或其他精神心理因素引起的类似鼻炎的症状。客观检查无鼻黏膜炎性体征。

2.6.20 妊娠期鼻炎 pregnancy rhinitis

妊娠期妇女由于体内雌激素水平升高导致鼻黏膜充血、肿胀而引起鼻塞、流涕症状的鼻炎。分娩后症状可自行缓解。

2.6.21 结构性鼻炎 structural rhinitis

由于鼻腔解剖结构异常，包括鼻中隔偏曲、鼻甲肥大、鼻丘气房、鼻甲气房等，导致鼻腔通气受阻引起的鼻炎。

2.6.22 药物性鼻炎 rhinitis medicamentosa

长期滥用鼻部血管收缩类药物引起的鼻黏膜慢性炎症。主要表现为难以用药物缓解的持续性鼻塞、分泌物增多。

2.6.23　鼻窦炎　rhinosinusitis
因病毒、细菌、过敏原、理化因子及某些全身疾病引起的鼻窦黏膜的炎症。

2.6.24　急性鼻窦炎　acute rhinosinusitis
病程在3个月以内的鼻窦黏膜的急性感染。病理改变主要是鼻窦黏膜的急性卡他性炎症或化脓性炎症，表现为鼻塞、脓涕、头痛、嗅觉减退等症状，严重者可累及骨质、周围组织器官，从而引起严重并发症。

2.6.25　慢性鼻窦炎　chronic rhinosinusitis
病程在3个月以上的鼻窦黏膜的慢性炎症。致病因素复杂，主要症状为鼻塞、黏脓性鼻涕、鼻面部压迫感、嗅觉减退等。按照是否有鼻息肉分为伴有息肉的慢性鼻窦炎和不伴有息肉的慢性鼻窦炎两种类型。

2.6.26　上颌窦炎　maxillary sinusitis
发生于上颌窦的炎症。常继发于感冒、上呼吸道感染、牙源性感染等，主要症状是鼻塞、流脓涕。鼻窦影像学及鼻内镜检查有助于诊断。

2.6.27　额窦炎　frontal sinusitis
发生于额窦的炎症。临床表现为鼻塞、流脓涕、头痛等。鼻窦影像学及鼻内镜检查有助于诊断。

2.6.28　筛窦炎　ethmoidal sinusitis
发生于筛窦的炎症。临床表现主要为鼻塞、流脓涕、头痛、嗅觉障碍等。鼻窦影像学及鼻内镜检查有助于诊断。

2.6.29　蝶窦炎　sphenoidal sinusitis
发生于蝶窦的炎症。临床表现主要为头痛、反射性神经痛、嗅觉障碍、头晕等。鼻窦影像学及鼻内镜检查有助于诊断。

2.6.30　全组鼻窦炎　pansinusitis
发生于4组鼻窦的炎症。包括上颌窦炎、筛窦炎、额窦炎和蝶窦炎。

2.6.31　结构性鼻窦炎　structural sinusitis
因鼻腔或窦口鼻道复合体解剖学发育异常（如重度鼻中隔偏曲、钩突肥大、泡状中鼻甲、额隐窝气房发育过度等）阻塞了鼻窦自然开口，影响了鼻窦引流导致的鼻窦黏膜炎症。

2.6.32　难治性鼻窦炎　refractory sinusitis
常规手术和药物治疗及围手术期处理后，病情仍未得到有效控制的鼻窦炎。时间可界定为手术或药物治疗3个月以上，临床表现为持续鼻塞、脓涕，查体见术腔囊泡、息肉形成，黏性分泌物聚集等。

2.6.33　鼻息肉　nasal polyp
由炎症导致的鼻腔、鼻窦黏膜良性增生性疾病。

2.6.34　上颌窦出血坏死性息肉　hemorrhagic and necrotic polyp of maxillary sinus
以反复鼻出血、坏死为特征的特殊类型的上颌窦炎性肿物。可出现上颌窦骨壁破坏等。

2.6.35　后鼻孔息肉　choanal polyp
以细长蒂经鼻窦自然孔进入鼻腔，并突入后鼻孔及鼻咽部的炎性肿物。常见于上颌窦、蝶窦。

2.6.36　真菌性鼻窦炎　fungal sinusitis
由曲霉菌、念珠菌、毛霉菌等真菌侵犯鼻窦引起的特异性感染性疾病。

2.6.37　侵袭性真菌性鼻窦炎　invasive fungal sinusitis

由真菌引起的鼻窦感染性疾病。侵及黏膜及黏膜下组织，并可侵袭邻近组织器官。多为曲霉菌和（或）毛霉菌感染。

2.6.38 急性侵袭性真菌性鼻窦炎 acute invasive fungal sinusitis

由真菌侵入鼻腔和鼻窦黏膜，甚至血管和淋巴管所致的急性严重感染性疾病。多见于免疫缺陷，重症糖尿病，长期全身应用糖皮质激素，应用抗肿瘤药物或广谱抗生素，放疗及艾滋病患者。致病菌主要为曲霉菌和毛霉菌。

2.6.39 慢性侵袭性真菌性鼻窦炎 chronic invasive fungal sinusitis

真菌感染鼻窦、侵犯鼻窦黏膜和骨壁，以缓慢、进行性向周围结构和组织侵犯为特点的鼻真菌病。临床特征为起病隐匿，进展缓慢，病程至少1个月。常见的致病菌为曲霉菌。早期可能出现血性涕或较严重的头痛，后期出现周围组织器官侵犯。

2.6.40 变应性真菌性鼻窦炎 allergic fungal sinusitis

真菌作为过敏原引起的鼻窦黏膜变应性炎症。计算机体层成像表现为窦腔扩大和窦内片状毛玻璃样密度增高影。病理检查常可见夏科-莱登结晶。

2.6.41 真菌球 fungal ball

真菌在鼻窦内的存在状态，大体呈肉芽肿样、干酪样或坏死样物，呈暗褐色或灰黑色团块状。光镜下可见大量真菌菌丝、孢子及坏死的白细胞和上皮细胞。鼻窦黏膜水肿或增生，但无真菌侵犯。计算机体层成像可见呈星状分布的钙化点。

2.6.42 鼻梅毒 nasal syphilis

梅毒螺旋体引起的感染性鼻部疾病。可表现为外鼻皮肤糜烂及鼻黏膜充血、萎缩，随病情进展可致软骨和骨质破坏，形成塌鼻和引起鼻中隔穿孔。

2.6.43 鼻白喉 nasal diphtheria

由白喉棒状杆菌引起的急性呼吸道传染病。表现为鼻黏膜充血、肿胀，形成灰白色假膜。

2.6.44 鼻结核 nasal tuberculosis

结核分枝杆菌侵犯鼻腔黏膜导致的鼻部感染性疾病。少见，多由空气传播或直接接触而感染。可致鼻黏膜溃疡、结痂、肉芽组织增生，或鼻中隔坏死、穿孔。

2.6.45 鼻麻风 nasal leprosy

麻风杆菌侵犯鼻腔黏膜导致的鼻部感染性疾病。多为瘤型麻风，结节溃破可致难愈的溃疡或瘢痕性粘连，严重时，鼻中隔软骨穿孔、鼻尖下塌。

2.6.46 鼻硬结病 rhinoscleroma

鼻硬结杆菌引起的鼻腔、鼻窦黏膜慢性进行性肉芽肿性疾病。临床见鼻腔及鼻咽部黏膜结节状或息肉样突起，可致气道狭窄。

2.7 鼻部外伤及出血性疾病

2.7.1 鼻外伤 nasal trauma

撞击或跌碰所致的鼻部创伤。可表现为鼻骨骨折、软组织挫伤或裂伤、鼻中隔骨折、软骨脱位、脑脊液鼻漏等。

2.7.2 鼻骨骨折 fracture of nasal bone

发生于鼻骨的骨折。多累及鼻骨下部，致外鼻畸形，可伴有鼻中隔骨折、软骨脱位、眶壁骨折等。

2.7.3　击出性骨折　blow-out fracture

暴力致使眶下壁或内壁薄弱处破裂并导致眶内容物（脂肪、肌肉）陷入上颌窦或筛窦的骨折。

2.7.4　击入性骨折　blow-in fracture

暴力致眶外侧壁后眶下壁发生骨折，一部分眶底骨片向上旋转进入眶内的骨折。

2.7.5　眶尖综合征　orbital apex syndrom

暴力或炎症致眶内出血或水肿、眶尖部压力增高所引起的综合征。表现为视力丧失、上睑下垂、眼球固定、眼部感觉障碍等。

2.7.6　面中部骨折　midface fracture

以上颌骨骨折为主的面部中段颅面骨骨折。可波及多处颅面骨，以开放性骨折多见。

2.7.7　脑脊液鼻漏　cerebrospinal fluid rhinorrhea

脑脊液经破裂或缺损的蛛网膜、硬脑膜和颅底骨板流入鼻腔或鼻窦，再经前鼻孔或鼻咽流出的现象。

2.7.8　视神经管骨折　fracture of optic canal

头部外伤、颅底和筛窦骨折时伴发的视神经骨管断裂。可造成视力减退或失明。

2.7.9　鼻中隔毛细血管瘤　capillary hemangioma of nasal septum

发生于鼻中隔黏膜的毛细血管瘤。易引起单侧进行性鼻塞、反复鼻出血。

2.7.10　遗传性毛细血管扩张症　hereditary hemorrhagic telangiectasia

一种以黏膜或内脏血管扩张并引起口唇、鼻腔、消化道等部位出血为主要表现的常染色体显性遗传病。

2.8　鼻过敏性疾病

2.8.1　过敏原　allergen

又称“变应原”。诱导机体产生特异性免疫球蛋白E抗体，引起速发型变态反应的抗原物质。

2.8.1.1　吸入性过敏原　inhalant allergen

经呼吸道吸入引起机体发生变态反应的抗原。

2.8.1.2　食入性过敏原　ingestive allergen

经消化道食入引起机体发生变态反应的抗原。

2.8.2　特异性免疫球蛋白E　specific immunoglobulin E

能与某种过敏原特异性结合的免疫球蛋白E。

2.8.3　变应性鼻炎早发相　early phase of allergic rhinitis

发生于与过敏原接触的数分钟内，主要由肥大细胞、嗜碱性粒细胞脱颗粒释放的炎性介质引起。过敏原与肥大细胞、嗜碱性粒细胞表面的两个相邻免疫球蛋白E桥联，产生信号，导致钙离子进入细胞，致组胺等通过脱颗粒释放。这些介质作用于鼻黏膜的感觉神经末梢、血管壁和腺体，便产生了早发相的鼻部症状，如多发性喷嚏、鼻溢和鼻塞。

2.8.4　变应性鼻炎迟发相　late phase of allergic rhinitis

发生于早发相后的 4～6h，主要由细胞因子引起炎症细胞浸润的黏膜炎症。是局部炎症得以迁延的主要原因。

2.8.5　常年性变应性鼻炎　perennial allergic rhinitis

呈常年性发作的变应性鼻炎。常见过敏原为尘螨、蟑螂、动物皮屑等室内常年性吸入过敏原及某些职业性过敏原。

2.8.6　季节性变应性鼻炎　seasonal allergic rhinitis

又称“花粉症（hay fever）”。呈季节性发作的变应性鼻炎。常由花粉等季节性吸入过敏原引起。常合并变应性结膜炎。季节性过敏原暴露的时间受地理环境和气候条件等因素影响。

2.8.7　持续性变应性鼻炎　persistent allergic rhinitis

发作频率≥4天/周或≥连续4周的IgE介导的变应性鼻炎。

2.8.8　间歇性变应性鼻炎　intermittent allergic rhinitis

发作频率<4天/周或<连续4周的IgE介导的变应性鼻炎。

2.8.9　变应性敬礼征　allergic salute sign

变应性鼻炎患儿因鼻痒或鼻塞经常用手上推鼻尖的动作。

2.8.10　变应性黑眼圈　allergic shiner

变应性鼻炎鼻塞症状严重者由于静脉回流障碍，眶周皮肤呈蓝黑色的现象。

2.8.11　过敏原皮肤点刺试验　allergen skin prick test

使用标准化过敏原溶液，通过点刺针刺破表皮以观察皮肤反应的试验。

2.8.12　过敏原皮内试验　allergen intradermal test

将标准化过敏原溶液注射至受试者皮内以观察皮肤反应的试验。

2.8.13　过敏原特异性免疫疗法　allergen-specific immunotherapy

又称“减敏疗法（hyposensitization therapy）”“脱敏疗法（desensitization therapy）”。使用标准化特异性抗原进行的治疗方法。诱导机体对该过敏原产生免疫耐受，使机体再次接触相同过敏原时症状减轻或不产生过敏反应。根据给药方式分为皮下免疫治疗和舌下免疫治疗等。

2.9　鼻中隔疾病

2.9.1　鼻中隔偏曲　deviation of nasal septum

鼻中隔向一侧或两侧偏曲，或局部形成突起，引起鼻腔功能障碍的疾病。

2.9.2　鼻中隔棘突　spur of nasal septum

鼻中隔局部的尖锥样突起。

2.9.3　鼻中隔嵴突　ridge of nasal septum

鼻中隔局部前后方向的条形嵴状隆起。

2.9.4　鼻中隔血肿　nasal septal hematoma

鼻中隔软骨膜或骨膜下积血。可发生于外伤或鼻中隔手术后，原发性血肿可见于全身出血性疾病。

2.9.5　鼻中隔脓肿　nasal septal abscess

鼻中隔感染时在鼻中隔软骨膜或骨膜下形成的脓肿。

2.9.6　鼻中隔穿孔　perforation of nasal septum

各种原因导致的鼻中隔局部发生的洞穿性缺损。

2.10 鼻良性肿瘤

2.10.1 鼻乳头状瘤 sinonasal papilloma
鼻腔、鼻窦黏膜上皮源性的良性肿瘤。多呈弥漫性广基或多中心性生长，主要与人乳头状瘤病毒感染有关。

2.10.2 鼻内翻性乳头状瘤 sinonasal inverting papilloma
发生于鼻腔、鼻窦的乳头状良性肿瘤。具有局部侵蚀破坏力，有复发及恶变倾向。细胞病理检查向间质呈指状内翻生长。

2.10.3 鼻腔鼻窦血管瘤 angioma of nasal cavity and nasal sinus
发生于鼻腔、鼻窦等处的脉管组织良性肿瘤。病理上可分为毛细血管瘤、海绵状血管瘤和蔓状血管瘤等。

2.10.4 鼻窦骨瘤 sinus osteoma
鼻窦常见的良性骨肿瘤。常发生于额窦、筛窦。病理上分为密质型、松质型和混合型。多见于青年，男性较多。

2.10.5 鼻部脑膜瘤 nasal meningioma
起源于鼻腔、鼻窦或鼻咽部脑膜上皮细胞的一种罕见的良性肿瘤。通常与颅内脑膜瘤不同，属于异位脑膜瘤，即肿瘤发生于颅外。

2.10.6 骨纤维异常增殖症 fibrous dysplasia of bone
以骨的纤维变性为特征的骨骼系统病变。发展缓慢，具自限性，好发于颅面部，可致面部畸形。

2.10.7 颅咽管瘤 craniopharyngeal duct tumor
颅咽管未退化并异常增殖所致的肿瘤。可伴有垂体功能低下或下丘脑病变综合征。

2.10.8 鼻软骨瘤 nasal chondroma
发生于鼻部的软骨源性肿瘤。生长缓慢，可向周围浸润生长。好发于20～30岁的年轻人。

2.10.9 鼻神经胶质瘤 nasal glioma
罕见的中枢神经组织异位性疾病。临床表现为鼻梁或鼻根附近的肿物，肿物可呈坚实、光滑、淡红蓝色或紫红色结节。

2.10.10 成釉细胞瘤 ameloblastoma
颌骨中心性上皮肿瘤。在牙源性肿瘤中较为常见，是具有局部侵袭和易复发特征的临界瘤。组织来源包括造釉器或牙板上皮、牙源性囊肿的上皮衬里及口腔黏膜上皮基底层。肿瘤含大小不等的囊腔，偶尔有完整的牙齿。

2.10.11 错构瘤 hamartoma
器官内正常组织的错误组合与排列所导致的类瘤样畸形。脂肪和钙化是多数错构瘤的特征性表现。

2.10.12 鼻副神经节瘤 nasal paraganglioma
起源于神经嵴外胚层的鼻或鼻咽部副神经节细胞肿瘤。生长缓慢，血供丰富。

2.10.13 鞍内肿瘤 intrasellar tumor
位于颅骨内、硬脑膜外，蝶窦上方蝶鞍区的肿瘤。包括垂体瘤、颅咽管瘤、鞍内脊索瘤等。

2.10.14 鼻平滑肌瘤 nasal leiomyoma
发生于鼻部的一种少见的平滑肌源性肿瘤。主要表现为鼻塞和鼻出血。

2.11 鼻恶性肿瘤

2.11.1 外鼻恶性肿瘤 malignant tumor of external nose

发生于外鼻的原发性恶性肿瘤。常见基底细胞癌、鳞状细胞癌和黑色素瘤等。

2.11.2 基底细胞癌 basal cell carcinoma

来源于表皮基底细胞或毛囊外根鞘的上皮恶性肿瘤。恶性程度低。

2.11.3 鼻结外NK/T细胞淋巴瘤 extra-nodal NK/T cell lymphoma of nose

发生于鼻部的淋巴结外淋巴瘤。肿瘤细胞表达T细胞分化抗原和NK细胞相关抗原。

2.11.4 浆细胞瘤 plasmacytoma

起源于骨髓B淋巴细胞的一种原发性、全身性恶性肿瘤。可累及鼻腔、鼻窦和鼻咽部。

2.11.5 腺样囊性癌 adenoid cystic carcinoma

又称"圆柱瘤（cylindroma）"。与涎腺相应肿瘤组织学一致的恶性上皮性肿瘤。可发生于鼻腔、鼻窦、涎腺、泪腺、上消化道等部位。

2.11.6 恶性黑色素瘤 malignant melanoma

起源于黑色素细胞的高度恶性肿瘤。恶性度高，转移发生早，死亡率高。可发生于外鼻皮肤、鼻腔和鼻窦黏膜等部位。

2.11.7 嗅神经母细胞瘤 olfactory esthesioneuroblastoma

来源于鼻腔、鼻窦嗅上皮的神经外胚层恶性肿瘤。是神经母细胞瘤的一种特殊类型。

2.11.8 上颌窦恶性肿瘤 malignancy of maxillary sinus

发生于上颌窦的恶性肿瘤。以鳞状细胞癌多见。可侵及鼻泪管、牙槽突、硬腭、眶底等，引起相应症状。

2.11.9 蝶窦恶性肿瘤 malignancy of sphenoid sinus

发生于蝶窦的恶性肿瘤。少见。早期无症状，晚期可出现单侧或双侧眼球移位、运动障碍和视力减退等症状。

2.11.10 额窦恶性肿瘤 malignancy of frontal sinus

发生于额窦的恶性肿瘤。极少见。早期多无症状，肿瘤发展后可有局部肿痛、麻木感和鼻出血。

2.11.11 筛窦恶性肿瘤 malignancy of ethmoid sinus

发生于筛窦的恶性肿瘤。早期局限于筛房可无症状，最易侵及纸样板，也可侵入球后、眶尖，常致突眼、眼球固定、上睑下垂等症状。

2.11.12 脊索瘤 chordoma

胚胎残留或异位脊索形成的局部侵袭性恶性肿瘤。可累及斜坡。

2.12 眶、颅并发症

2.12.1 眶内炎性水肿 orbital inflammatory edema

又称"眶骨壁骨炎""骨膜炎"。鼻窦炎导致的眶并发症之一。是发生最早、病情最轻的并发症。首发症状是眼睑水肿和轻压痛。

2.12.2 眶壁骨膜下脓肿 subperiosteal orbital abscess

发生于眶壁骨质与骨膜之间的脓肿。先引起骨壁血栓性静脉炎，导致骨膜炎和死骨形成，在眶骨膜与眶骨质之间形成脓肿。

2.12.3 眶内蜂窝织炎 orbital cellulitis

眼眶软组织的急性化脓性炎症。可引起永久性视力丧失，并通过颅内蔓延或败血症危及生命。可分为隔前蜂窝织炎和隔后蜂窝织炎。

2.12.4 眶内脓肿 orbital abscess

坏死组织及化脓性细菌在眼眶脂肪内积聚，周围由纤维组织包绕而形成的脓肿。

2.12.5 硬脑膜外脓肿 epidural abscess

硬脑膜与颅骨之间的脓肿。常继发于急性额窦炎和额骨骨髓炎。

2.12.6 波特隆起 Pott puffy tumor

额骨骨髓炎引起的前额部隆起。

2.12.7 硬脑膜下脓肿 subdural abscess

硬脑膜下腔弥漫性或包裹性积脓。

2.12.8 化脓性脑膜炎 purulent meningitis

化脓性细菌感染引起的脑膜炎。主要累及蛛网膜、脑、脊髓、脑神经和脊神经。临床表现为高热、头痛、恶心呕吐、颅内高压等症状。

2.12.9 鼻源性脑脓肿 nasogenic brain abscess

由鼻部感染导致的脑脓肿。以额窦炎引起的额叶脓肿多见，蝶窦炎引起的颞叶脓肿少见。

2.12.10 海绵窦血栓性静脉炎 thrombophlebitis of cavernous sinus

由血栓或静脉炎引起的窦内静脉壁和窦周围组织的急性感染性疾病。以鼻疖引起者多见，蝶窦炎和鼻源性眶内并发症亦可引起本病。

2.13 鼻 部 异 物

2.13.1 鼻腔及鼻窦异物 foreign body in nasal cavity and nasal sinus

因各种原因进入鼻腔、鼻窦的外来物体。

2.13.2 鼻石 rhinolith

异物在鼻内长期滞留，多种无机盐类逐步沉积于异物表面形成的结石。

2.14 鼻内镜外科

2.14.1 鼻内镜手术 nasal endoscopic surgery

在光学系统和影像显示系统支持下，应用鼻内镜等特殊手术器械，经鼻腔进路施行鼻腔、鼻窦、鼻眶、颅底区域手术的技术。

2.14.2 功能性鼻内镜鼻窦手术 functional endoscopic sinus surgery，FESS

围绕窦口鼻道复合体进行的鼻内镜微创手术。强调在修正鼻腔异常结构和清除病变的基础上尽可能保留鼻窦黏膜。

2.14.3 根治性鼻内镜鼻窦手术 radical endoscopic sinus surgery

鼻内镜下将鼻腔鼻窦轮廓化去除炎性病灶的手术方法。主要针对预后不良的难治性鼻窦炎患者。

2.14.4 修正性鼻内镜鼻窦手术 revision endoscopic sinus surgery

慢性鼻窦炎在经过既往鼻内镜鼻窦手术后，炎性病变未能消除或者症状复发，再次进行的鼻内镜鼻窦手术。

2.14.5 鼻内镜下鼻中隔偏曲矫正术 endoscopic treatment of nasal septal reconstruction

以矫正鼻中隔偏曲为目的的手术。内镜下切除偏曲的部分骨及软骨。

2.14.6 鼻内镜下中鼻甲成形术 endoscopic middle turbinectomy

内镜下处理中鼻甲肥大、息肉样变、解剖变异等影响呼吸、嗅觉、鼻窦引流者的手术。

2.14.7 鼻内镜下下鼻甲成形术 endoscopic turbinoplasty

内镜下对下鼻甲增生的骨质或黏膜等予以处理的手术。

2.14.8 鼻内镜下翼管神经切断术 endoscopic vidian neurectomy

内镜下定位并切断翼管神经的手术。分为分支切断或主干切断。

2.14.9 鼻内镜下泪囊鼻腔造口术 endoscopic transnasal dacryocystorhinostomy

内镜下建立泪囊至鼻腔外侧壁引流通道的手术。用于治疗慢性泪囊炎和鼻泪管阻塞。

2.14.10 鼻内镜下眼眶减压术 endoscopic transnasal orbital decompression

内镜下经鼻窦行眼眶内侧壁和底壁部分切除的缓解眶内压力的手术。

2.14.11 鼻内镜下视神经管减压术 endoscopic decompression of optic nerve canal

内镜下经鼻窦开放视神经骨管及眶尖，缓解视神经压力的手术。

2.15 鼻科其他手术方式

2.15.1 柯-陆入路 Caldwell-Luc approach

经唇龈沟切口开放上颌窦前壁的手术路径。

2.15.2 鼻侧切开术 lateral rhinotomy

切口起自患侧内眦部或眉毛内端，沿眶内缘、鼻颊沟达鼻翼脚部，或继续向内止于鼻小柱根部的手术方式。适用于切除鼻腔、鼻窦病变。

2.15.3 上颌骨切除术 maxillotomy

处理上颌骨或上颌窦的病损，以及邻接区的病损侵犯上颌骨的手术方式。分为上颌骨部分切除术、上颌骨次全切除术、上颌骨全切除术和扩大上颌骨切除术等。常用于处理上颌骨恶性肿瘤。

2.15.4 面正中掀翻术 midface degloving operation

鼻腔、鼻窦和颅底手术的唇下入路手术方式。唇齿沟、鼻小柱贯通，梨状孔切开，将上唇、鼻及面中部软组织共同向上掀起，充分暴露鼻腔及上颌窦、筛窦。适用于前颅底及鼻腔和鼻窦病变的完整切除。

2.15.5 鼻内镜下经蝶入路 endoscopic transsphenoidal approach

内镜下经蝶窦暴露相关颅底区域的手术路径。

2.15.6 鼻内镜下扩大经蝶入路 endoscopic extended transsphenoidal approach

内镜下经蝶入路的基础上，切除鞍结节和蝶骨平台后部，暴露鞍隔上硬脑膜的手术路径。

2.15.7 鼻内镜下经翼突入路 endoscopic transpterygoid approach

内镜下经翼突暴露翼腭窝、颞下窝、蝶窦外侧隐窝、眶尖、海绵窦、梅克尔腔、颅中窝、岩尖和岩斜区的手术路径。

2.15.8 鼻内镜下经口咽入路 endoscopic transoral approach

内镜下经口咽直接暴露颅颈交界自斜坡下1/3至第2颈椎体腹侧中线的手术路径。

2.15.9 鼻内镜下泪前隐窝入路 endoscopic anterior lacrimal recess approach

内镜下于下鼻甲前缘、上方鼻腔外侧壁取弧形手术切口至鼻底部，去除部分上颌骨额突以暴露上颌窦，或经上颌窦后壁直接暴露上咽旁间隙或颅中窝底的手术方式。

2.15.10 颅底重建 skull base reconstruction

对颅底手术或创伤后遗留的颅底骨质、硬膜及局部软组织缺损进行修复和重建。

3 咽喉–头颈外科

3.1 咽喉–头颈解剖与组织胚胎

3.1.1 咽 pharynx

消化管上端扩大的部分。位于鼻腔、口腔和喉的后方，前后略扁呈漏斗形的肌性管道。上起颅底，下方约在第6颈椎下缘或环状软骨的高度与食管相续，包括鼻咽、口咽和喉咽3个部分，分别与鼻腔、口腔和喉相通，是进食和呼吸的共同通道。

3.1.1.1 鼻咽 nasopharynx

咽的上部。位于鼻腔后方，上达颅底，下至腭帆游离缘平面与口咽连续，经后鼻孔与鼻腔相通。

3.1.1.1.1 腺样体 adenoid

位于鼻咽顶后壁的淋巴组织。表面不平，常有5或6条纵行沟裂，2～6岁是增殖旺盛时期，10岁左右开始萎缩。

3.1.1.1.2 咽鼓管扁桃体 tubal tonsil

咽鼓管咽口周围的淋巴组织，呈颗粒状。

3.1.1.1.3 咽隐窝 pharyngeal recess

咽鼓管圆枕后方与鼻咽后壁之间的隐窝。是鼻咽癌的好发部位之一。

3.1.1.2 口咽 oropharynx

位于软腭游离缘与会厌上缘平面之间的组织部位。上接鼻咽，下通喉咽，向前经咽峡通口腔。

3.1.1.2.1 咽峡 isthmus of fauces

由腭垂、软腭游离缘、两侧腭舌弓及舌根共同围成的口腔与咽之间的狭窄部位。

3.1.1.2.1.1 软腭 soft palate

腭部的后1/3。主要由腭腱膜、腭肌、腭腺和黏膜构成。

3.1.1.2.1.2 腭垂 uvula

又称“悬雍垂”。软腭游离缘中部垂向下方的突起。

3.1.1.2.1.3 腭舌弓 palatoglossal arch

自软腭两侧向下方分出，位于腭扁桃体前方的黏膜皱襞。

3.1.1.2.1.4 腭咽弓 palatopharyngeal arch

自腭帆两侧向下方分出，位于腭扁桃体后方的黏膜皱襞。

3.1.1.2.2 腭帆 palatine velum

软腭后部向后下方悬垂呈帆状的结构。

3.1.1.2.3 咽腺 pharyngeal gland

咽部黏膜内的小腺体。

3.1.1.2.4 舌盲孔 foramen cecum of tongue

舌体与舌根交界处正中的凹陷。是胚胎时期甲状舌管的遗迹。

3.1.1.2.5　扁桃体窝　tonsillar fossa
位于口咽侧壁，腭舌弓和腭咽弓之间的隐窝。其内为腭扁桃体。

3.1.1.2.6　腭扁桃体　palatine tonsil
又称“扁桃体（tonsil）”。位于口咽侧壁，腭舌弓和腭咽弓之间的扁桃体窝内的淋巴上皮器官。

3.1.1.2.6.1　扁桃体周隙　peritonsillar space
咽腱膜与扁桃体被膜间的潜在间隙。内为疏松结缔组织。

3.1.1.2.6.2　扁桃体隐窝　tonsillar crypt
扁桃体上皮向实质内陷入形成的凹陷。

3.1.1.2.6.3　扁桃体上隐窝　supratonsillar crypt
位于扁桃体上部的一个较深的隐窝。其盲端可深达扁桃体被膜，化脓性扁桃体炎时病原体可经此穿破被膜进入扁桃体周隙而形成扁桃体周围脓肿。

3.1.1.2.6.4　三角皱襞　triangular fold
腭舌弓下极与舌根连接处的黏膜皱襞。

3.1.1.2.6.5　半月皱襞　semilunar fold
腭扁桃体上端、腭舌弓与腭咽弓交界处的黏膜皱襞。

3.1.1.2.7　咽缩肌　pharyngeal constrictor
咽壁肌层中收缩咽腔的肌肉。包括咽上缩肌、咽中缩肌和咽下缩肌3对，肌纤维斜行，自下而上呈叠瓦状排列，在后壁中线止于咽缝。吞咽时，咽缩肌由上而下依次收缩，将食物推入食管。

3.1.1.2.7.1　咽上缩肌　superior constrictor of pharynx
起自蝶骨翼突内侧板后缘、翼突钩、翼突下颌缝、下颌舌骨线后部和舌根侧缘，止于咽缝的肌肉。

3.1.1.2.7.2　咽中缩肌　middle constrictor of pharynx
起自舌骨大角和小角，向后内绕咽后壁呈扇形分布，止于咽缝的肌肉。

3.1.1.2.7.3　咽下缩肌　inferior constrictor of pharynx
起自甲状软骨斜线、后缘及其下角和环状软骨后外侧缘，向后内呈扇形分布，止于咽缝的肌肉。

3.1.1.2.8　环咽肌　cricopharyngeal muscle
位于咽下缩肌最下部分，由呈水平走行的肌纤维构成的环状肌肉。位于食管入口处。其收缩可使环状软骨拉向颈椎，从而压迫食管，形成食管第一狭窄。

3.1.1.2.9　咽提肌　pharyngeal elevator muscle
包括茎突咽肌、咽腭肌、咽鼓管咽肌的纵行肌群。下行与咽壁连接。收缩时，完成提咽、提喉、封闭喉入口等协调吞咽的动作。由咽神经丛支配。

3.1.1.2.9.1　茎突咽肌　stylopharyngeal muscle
起自茎突根部的后内侧，向内下方斜行，经咽中缩肌和咽上缩肌之间，分散止于咽中缩肌上缘和咽后壁的肌肉。具有提咽的作用。

3.1.1.2.9.2　腭咽肌　palatopharyngeus
起自翼突及腭腱膜，在腭咽弓内下行进入咽后壁的肌肉。两侧肌纤维在后方相连。

3.1.1.2.9.3　咽鼓管咽肌　salpingopharyngeal muscle
咽鼓管软骨末端与咽壁间的肌肉。

3.1.1.2.10 腭帆提肌 levator veli palatini

起自颞骨岩部基底面和颈动脉管外口前面的肌肉。向前下方入咽，止于腭腱膜。具有提升腭帆，开大咽鼓管咽口的作用。

3.1.1.2.11 腭帆张肌 tensor veli palatini

起自蝶骨角棘至翼突根部之间的骨面、蝶骨舟状窝、咽鼓管软骨外侧板和咽鼓管膜板等处的肌肉。向前下方移行成小腱，绕过翼突钩，分散止于腭腱膜。具有紧张腭肌，扩大咽鼓管的作用。

3.1.1.2.12 腭舌肌 palatoglossus

起自舌侧缘后部，向内上方分布止于腭腱膜腹侧面的肌肉。位于腭舌弓内，左、右共同收缩使腭帆下降，缩小咽峡。

3.1.1.2.13 悬雍垂肌 uvular muscle

起自后鼻棘和软腭的腭腱膜，止于软腭正中游离缘的肌肉。作用为上提腭垂，进食时有封闭鼻咽腔的作用。

3.1.1.2.14 颏舌肌 musculus genioglossus

起自颏棘、向后上方呈扇形分散的肌肉。下部纤维止于舌骨体，其余大部分纤维止于舌背正中线两侧的舌腱膜。收缩时使舌伸向前下方。

3.1.1.2.15 咽缝 raphe of pharynx

三对咽缩肌的止点在咽后壁正中线会合形成的一条垂直结缔组织索。

3.1.1.2.16 腭正中缝 median palatine suture

位于两侧腭骨水平板之间的缝。

3.1.1.2.17 腭大孔 greater palatine foramen

腭大管靠近腭横缝外侧缘的开口。内有腭大动脉、腭静脉及腭前神经通过。

3.1.1.2.18 颊咽筋膜 buccopharyngeal fascia

覆盖颊肌和咽缩肌的颈深筋膜中层的后上部分。

3.1.1.2.19 颊咽肌缝 raphe buccopharyngica

上颌结节后内方与磨牙后垫后方之间的黏膜皱襞。其深面为翼下颌韧带所衬托，位于上、下颌第三磨牙牙槽突的外方，前方为颊肌起始，后方为咽上缩肌附着，为口内阻滞麻醉进针参照标志之一。

3.1.1.2.20 咽外膜 tunica externa of pharynx

颊咽筋膜的延续部分。围绕咽肌外围的薄纤维膜，与椎前筋膜疏松结缔组织相连。其中含有神经、血管和淋巴结等。咽后淋巴结也位于此层内。

3.1.1.2.21 咽腱膜 pharyngeal aponeurosis

咽壁上的强韧纤维膜。位于咽壁黏膜与肌膜之间，其上部附着于颅底下面。向两侧达颞骨岩部，至咽鼓管软骨后向前，至翼突内侧板经下颌舌骨线后，附着舌、舌骨、茎突舌骨韧带、甲状软骨和环状软骨。

3.1.1.2.22 咽颅底板 lamina pharyngobasialis

咽壁最上端、咽上缩肌上缘以上咽壁的纤维膜。

3.1.1.2.23 腭帆间隙 interspace of palatine velum

位于悬雍垂肌侧方、腭帆张肌和腭帆提肌下方的一肌肉组织间隙。为脂肪组织充填。

3.1.1.2.24 咽间隙 pharyngeal interspace

位于咽部的颈深筋膜之间的潜在间隙。分为咽后间隙和咽旁间隙。

3.1.1.2.24.1 咽后间隙 retropharyngeal space

位于颊咽筋膜与椎前筋膜之间的疏松组织间隙。上起颅底，下至上纵隔。

3.1.1.2.24.2 咽旁间隙 parapharyngeal space

位于咽后间隙两侧的疏松组织间隙。左右各一，形如锥体，上至颅底，下达舌骨。内侧为颊咽筋膜和咽缩肌，外侧为下颌骨升支、腮腺深面及翼内肌，后界为椎前筋膜。

3.1.1.2.25　腭咽平面　palate-pharynx plane
自后鼻嵴水平至腭垂下缘的上气道区域。

3.1.1.2.26　咽淋巴环　tonsillar ring
围绕鼻腔、口腔和咽腔连通处的咽黏膜固有层内淋巴组织。包括内环和外环。具有防御功能。

3.1.1.2.26.1　咽淋巴环外环　outer tonsillar ring
由咽后淋巴结、下颌角淋巴结、下颌下淋巴结和颏下淋巴结组成的淋巴环。

3.1.1.2.26.2　咽淋巴环内环　inner tonsillar ring
由腺样体、咽鼓管扁桃体、咽侧索、咽后壁淋巴滤泡、腭扁桃体和舌扁桃体组成的淋巴环。

3.1.1.2.27　腭升动脉　ascending palatine artery
靠近面动脉起始处的分支。供应腭帆提肌和腭扁桃体、咽鼓管等。

3.1.1.2.28　腭降动脉　descending palatine artery
上颌动脉第三段供应上腭的分支。在翼腭窝内发自上颌动脉，进入翼腭管，在管内分为腭大动脉和腭小动脉，分别经腭大孔和腭小孔穿出，分布至上腭。

3.1.1.2.29　腭大动脉　greater palatine artery
腭降动脉供应硬腭部的分支。在翼腭管内发自腭降动脉，下行经腭大孔穿出，转向前分布至硬腭前部的黏膜及牙龈。

3.1.1.2.30　面动脉扁桃体支　tonsillar branch of facial artery
分布于腭扁桃体实质的面动脉分支。是扁桃体的主要供血动脉。

3.1.1.2.31　腭大神经　greater palatine nerve
由翼腭神经节发出，分布于硬腭、牙龈及牙槽突内面的神经分支。

3.1.1.2.32　鼻腭神经　nasopalatine nerve
由翼腭神经节发出，分布于鼻中隔的神经分支。

3.1.1.2.33　咽[神经]丛　pharyngeal plexus
位于咽筋膜内，在咽中缩肌之上，由舌咽神经咽支、迷走神经咽支和交感神经颈上神经节混合组成的神经丛。主要的运动神经是副神经的颅内部分，经过迷走神经分支，分布于除茎突咽肌和腭帆张肌外的咽部与软腭肌肉。主要感觉神经为舌咽神经和迷走神经。

3.1.1.3　喉咽　laryngopharynx
又称“下咽”。咽的最下部。上自会厌上缘平面，下至第6颈椎体下缘平面，与食管相续。

3.1.1.3.1　梨状隐窝　piriform fossa
简称“梨状窝”。喉入口外侧的隐窝，左右各一。

3.1.1.3.1.1　喉上神经皱襞　fold of superior laryngeal nerve
喉上神经行经梨状隐窝的前壁和底部时，在黏膜下形成的一斜向内下走行的皱襞。

3.1.1.3.2　环后隙　postcricoid space
两侧梨状窝之间、环状软骨板之后的间隙。

3.1.2　喉　larynx
由喉软骨、韧带、喉肌和喉黏膜构成的器官。上界为会厌上缘，下界为环状软骨下缘。经喉入口通喉咽，向下连接气管，是实现呼吸和发音功能的主要器官之一。

3.1.2.1　会厌软骨　epiglottic cartilage
一块上宽下窄、形如树叶的薄弹性软骨。位于舌骨及舌根后面、喉入口的前上部。

3.1.2.1.1　会厌软骨茎　stalk of epiglottis
会厌软骨的附着部。细长，连接于甲状软骨上切迹的内下方。

3.1.2.2　甲状软骨　thyroid cartilage

位于环状软骨与会厌软骨之间，构成喉前壁和侧壁大部的软骨。分为左、右两板，形似盾牌，为最大的喉软骨。

3.1.2.2.1　甲状软骨翼板　laminae of thyroid cartilage

简称“甲状软骨板”。组成甲状软骨的左右对称的四方形软骨板。两骨板前缘在中线上相互融合构成前角。

3.1.2.2.2　喉结　laryngeal prominence

甲状软骨切迹上端向前突出的部位。

3.1.2.2.3　甲状软骨上切迹　superior thyroid notch

甲状软骨翼板两侧前缘连接构成前角，前角的上缘形成的“V”形凹陷。是颈部的重要体表定位标志。

3.1.2.2.4　甲状软骨斜线　oblique line of thyroid cartilage

甲状软骨翼板外面的斜行隆起。由后上方至前下方走行。为胸骨甲状肌、甲状舌骨肌、咽下缩肌与椎前筋膜的附着处。

3.1.2.2.5　甲状软骨上结节　superior thyroid tubercle

甲状软骨斜线后上方的小结节。较显著，位于上角基底部稍前下方。

3.1.2.2.6　甲状软骨下结节　inferior thyroid tubercle

甲状软骨斜线前下端的小结节。较小，位于甲状软骨翼板下缘近中点处。

3.1.2.2.7　甲状软骨上角　cornu superius of thyroid cartilage

甲状软骨翼板后游离缘上部的突起。

3.1.2.2.8　甲状软骨下角　cornu inferius of thyroid cartilage

甲状软骨翼板后游离缘下部的突起。

3.1.2.3　环状软骨　cricoid cartilage

喉部唯一完整的软骨环。位于甲状软骨下方，较甲状软骨小，但厚而且坚实，由环状软骨弓和环状软骨板构成。

3.1.2.3.1　环状软骨弓　arch of cricoid cartilage

环状软骨前部。较细窄。

3.1.2.3.2　环状软骨板　lamina of cricoid cartilage

环状软骨后部。较宽阔。

3.1.2.4　杓状软骨　arytenoid cartilage

位于环状软骨板上缘两侧的成对软骨。构成喉后壁的上部。形似三棱锥体，分为一尖、一底、两突和三面。

3.1.2.4.1　声带突　vocal process

由杓状软骨底向前伸出的突起。有声韧带附着。

3.1.2.4.2　肌突　muscular process

由杓状软骨底向外侧伸出的突起。大部分喉内肌，如环杓后肌、环杓侧肌、杓斜肌及杓横肌和甲杓肌的一部分附着于此。

3.1.2.4.3　杓状软骨间切迹　incisura interarytenoidea

两侧杓状软骨间的杓间区形成的凹陷状结构。

3.1.2.5　小角软骨　corniculate cartilage

一对椭圆形的小纤维软骨。位于杓状软骨尖的上方，为杓状软骨向后内方的延续。

3.1.2.6　楔状软骨　cuneiform cartilage

位于杓会厌襞后部、包裹于黏膜下，小角软骨前上方的一对小棒状纤维软骨。

3.1.2.7 麦粒软骨 triticeous cartilage

一对包含于甲状舌骨外侧韧带内、形似麦粒的小纤维软骨。为胚胎期甲状软骨与舌骨直接连接的残余物。

3.1.2.8 甲状舌骨膜 thyrohyoid membrane

位于舌骨与甲状软骨上缘间的结缔组织膜。

3.1.2.8.1 甲状舌骨正中韧带 median thyrohyoid ligament

甲状舌骨膜中间增厚的部分。下方附着于甲状软骨上切迹，向上经过舌骨体后面附着于舌骨上缘。

3.1.2.8.2 甲状舌骨外侧韧带 lateral thyrohyoid ligament

甲状舌骨膜的两侧部分。由舌骨大角末端向下连于甲状软骨上角尖端，内含麦粒软骨。

3.1.2.9 喉弹性膜 laryngeal elastic membrane

一宽阔展开的弹性纤维组织。属喉黏膜固有层的一部分，左右各一。自喉入口以下至声韧带以上者为上部，称方形膜，较薄弱；下部为喉弹性圆锥，为一层坚韧而具弹性的结缔组织薄膜。

3.1.2.9.1 喉弹性圆锥 elastic cone of larynx

喉弹性膜下部一层圆锥形的坚韧而具弹性的结缔组织薄膜。向前附着于甲状软骨前角的内面，底附着于环状软骨上缘和杓状软骨声带突，上缘游离增厚。

3.1.2.9.1.1 声韧带 vocal ligament

弹性圆锥上缘游离增厚部分。位于甲状软骨至声带突之间。

3.1.2.9.2 方形膜 quadrangular membrane

起始于甲状软骨前角后面和会厌软骨两侧缘，向后附着于杓状软骨前内侧缘的弹性纤维膜。构成喉前庭外侧壁的基础。其上缘较厚，包于杓会厌襞内，对该襞有支持作用。下缘较薄且游离，呈水平位。

3.1.2.9.2.1 室韧带 ventricular ligament

方形膜下缘在室襞边缘游离增厚形成的韧带。

3.1.2.9.3 环甲膜 cricothyroid membrane

由弹性圆锥前部纤维在甲状软骨前部下缘与环状软骨弓上缘之间形成的结缔组织膜。位于两侧环甲肌之间。

3.1.2.9.3.1 环甲正中韧带 median cricothyroid ligament

由环甲膜正中的纤维组织增厚形成，呈垂直方向，连接于甲状软骨下缘与环状软骨弓之间的韧带。

3.1.2.10 舌骨会厌韧带 hyoepiglottic ligament

连接于舌骨下缘和会厌软骨舌面之间，呈水平位的韧带。

3.1.2.11 甲状会厌韧带 thyroepiglottic ligament

连接会厌软骨茎和甲状软骨上切迹下方的结缔组织膜。

3.1.2.12 环杓后韧带 posterior cricoarytenoid ligament

由环杓关节囊的后部纤维增厚形成的韧带。起自环状软骨板上缘，略向外上方止于杓状软骨底内后部，可限制杓状软骨在环状软骨上过度向前运动。

3.1.2.13 环气管韧带 cricotracheal ligament

连接于环状软骨下缘与第一气管软骨环上缘之间的结缔组织膜。

3.1.2.14 喉外肌 extrinsic laryngeal muscle

将喉与周围结构相连的肌肉，包括附着于颅底、下颌骨、舌骨、喉及胸骨的肌肉。以舌骨为中心可分为舌骨上肌群和舌骨下肌群。作用是使喉体上升或下降，同时使喉固定，并对吞咽发音起辅助作用。

3.1.2.14.1　舌骨上肌群　suprahyoid muscle group

位于舌骨和下颌骨之间的肌群。包括二腹肌、茎突舌骨肌、下颌舌骨肌和颏舌骨肌。作用是上提舌骨，使舌骨固定；二腹肌、下颌舌骨肌和颏舌骨肌可拉下颌骨向下。

3.1.2.14.1.1　茎突舌骨肌　stylohyoid muscle

起自茎突，伴行二腹肌后腹，止于舌骨体的肌肉。属于舌骨上肌群，由面神经分支支配。

3.1.2.14.1.2　下颌舌骨肌　mylohyoid muscle

起自下颌骨的下颌舌骨肌线、止于舌骨的肌肉。位于二腹肌前腹深面，为三角形扁肌。作用为上提口腔底，也可上提舌骨或降下颌骨。

3.1.2.14.1.3　颏舌骨肌　geniohyoid muscle

起自下颌骨颏棘、止于舌骨的肌肉。位于下颌舌骨肌深面，作用为上提舌骨，当舌骨固定时，可降下颌骨。

3.1.2.14.1.4　二腹肌　digastric muscle

位于下颌骨下方，有前、后二腹的肌肉。前腹起自下颌骨二腹肌窝，后腹起自乳突内侧，两者以中间腱相连并系于舌骨。作用为降下颌骨，上提舌骨。

3.1.2.14.2　舌骨下肌群　infrahyoid muscle group

位于舌骨下方中线两旁、喉与甲状腺前方的肌肉。作用是下拉舌骨，包括胸骨舌骨肌、胸骨甲状肌、甲状舌骨肌和肩胛舌骨肌。

3.1.2.14.2.1　胸骨舌骨肌　sternohyoid muscle

在颈部正中线两侧的薄片带状肌。起自锁骨内侧端和胸骨柄，止于舌骨体下缘内侧。作用为降舌骨。

3.1.2.14.2.2　胸骨甲状肌　sternothyroid muscle

起自胸骨柄后面和第一肋软骨后缘、止于甲状软骨翼板斜线的肌肉。位于胸骨舌骨肌深面，作用为降甲状软骨。

3.1.2.14.2.3　甲状舌骨肌　thyrohyoid muscle

起自甲状软骨斜线、止于舌骨体与舌骨大角交界处下缘的肌肉。在胸骨甲状肌上方、胸骨舌骨肌深面，作用为降舌骨。

3.1.2.14.2.4　肩胛舌骨肌　omohyoid muscle

在胸骨舌骨肌外侧的细长带状肌。分为上腹、下腹，由位于胸锁乳突肌下部深面的中间腱相连，作用为降舌骨。

3.1.2.15　喉内肌　intrinsic laryngeal muscle

起止点均在喉内的肌群。收缩时可使喉的有关软骨发生运动。主要作用是紧张或松弛声带，缩小或扩大声门裂，以调节发音时振动频率和振幅，并调节气量。

3.1.2.15.1　甲状会厌肌　thyroepiglottic muscle

起自甲状软骨后部、止于会厌前下方的肌肉。收缩时可将会厌软骨拉向前下方使喉口及喉前庭扩大。

3.1.2.15.2　环甲肌　cricothyoid muscle

起自环状软骨弓的前外侧、向上止于甲状软骨下缘的肌肉。属于喉内肌，收缩时可使甲状软骨和环状软骨弓接近，以环甲关节为支点，增加杓状软骨和甲状软骨之间的距离，将甲杓肌拉紧，使声带紧张度增加，并略有使声带内收的作用。

3.1.2.15.3　甲杓肌　thyroarytenoid muscle

起自甲状软骨前角后面、向后止于杓状软骨外侧面的肌肉。上部肌束位于前庭韧带外侧，收缩能缩短前庭襞；下部肌束位于声带内，收缩能使声带松弛。

3.1.2.15.4　甲杓侧肌　lateral part of thyroarytenoid muscle

甲杓肌外侧部止于杓状软骨外侧缘和肌突前内侧的部分。收缩时可使声门裂缩小。

3.1.2.15.5　环杓侧肌　lateral cricoarytenoid muscle
起自环状软骨弓上缘和弹性圆锥的外面，斜向后上方走行，止于杓状软骨肌突前面的肌肉。收缩时使肌突向前下方运动，声带突向内侧转，缩小声门裂。

3.1.2.15.6　环杓后肌　posterior cricoarytenoid muscle
起自环状软骨后面，斜向外上走行，止于杓状软骨肌突的三角形肌肉。收缩使杓状软骨在垂直轴上旋转，声带突向外转动，声门开大，声带紧张。

3.1.2.15.7　杓斜肌　oblique arytenoid muscle
起自杓状软骨肌突，斜向上走行，两侧交叉止于对侧杓状软骨尖的肌肉。位于杓横肌的后面，作用是缩小喉入口。

3.1.2.15.8　杓横肌　transverse arytenoid muscle
在杓状软骨后面、杓斜肌深面的肌肉。肌束横行，连接两侧杓状软骨肌突及其外侧缘。收缩时使声带略紧张，缩小喉入口。

3.1.2.15.9　杓会厌肌　aryepiglottic muscle
一部分杓斜肌绕杓状软骨顶部延伸至杓会厌襞形成的肌肉。位于杓会厌襞内。收缩时将会厌软骨拉向后下方，使喉入口关闭。

3.1.2.16　环甲关节　cricothyroid joint
由甲状软骨下角与环状软骨板侧部关节面构成的联合关节。甲状软骨在额状轴上做前倾和复位运动。前倾时，加大甲状软骨前角与杓状软骨间的距离，使声带紧张；复位时，两者间的距离缩小，使声带松弛。

3.1.2.17　环杓关节　cricoarytenoid joint
由杓状软骨底关节面与环状软骨板上缘外侧部的杓关节面构成的一对滑膜关节。做滑动及回旋运动，缩小或开大声门裂。

3.1.2.18　喉上动脉　superior laryngeal artery
起自甲状腺上动脉或颈外动脉，伴喉上神经走行于甲状舌骨肌深面，穿过甲状舌骨膜下部，供应喉上部的小动脉，与附近动脉分支及甲状腺下动脉的喉下支相吻合。

3.1.2.19　喉下动脉　inferior laryngeal artery
甲状腺下动脉的分支，伴随同名神经上升入喉至喉下部。

3.1.2.20　喉上神经　superior laryngeal nerve
发自迷走神经下神经节，于舌骨大角处分为内、外两支。外支大部分纤维分布至环甲肌；内支为感觉支，分布于舌根、会厌、咽部及声门裂以上的喉黏膜，传导一般内脏感觉和味觉。

3.1.2.21　喉返神经　recurrent laryngeal nerve
由左、右迷走神经分别在主动脉弓和右锁骨下动脉前方发出的神经。向后绕主动脉弓和右锁骨下动脉上行到达喉，其运动纤维支配除环甲肌以外的所有喉内肌，感觉纤维分布至声门裂以下的喉黏膜，在行程中还发出心支、支气管支和食管支，分别加入心丛、肺丛和食管丛。

3.1.2.22　喉前淋巴结　prelaryngeal lymph node
位于喉前面的淋巴结。引流喉和甲状腺的淋巴，其输出淋巴管注入气管前淋巴结、气管旁淋巴结和颈外侧下深淋巴结。

3.1.2.23　会厌前间隙　preepiglottic space
位于甲状舌骨膜与会厌之间的潜在腔隙。形如倒置的锥体，上宽下窄，可分为上、前和后界。上界：舌骨会厌韧带，此韧带表面有黏膜被覆，构成会厌谷的底部。前界：甲状舌骨膜和甲状软骨翼板前上部。后界：舌骨平面以下的会厌软骨。间隙内充满脂肪组织。

3.1.2.24　声门旁间隙　paraglottic space
位于甲状软骨翼板内膜和甲杓肌之间的潜在间隙。左右各一，上与会厌前间隙相通。前外界为甲状软骨翼板前部内膜；内界为喉弹性膜的上部、喉室、甲杓肌；内下界为弹性圆锥；后界为梨状隐窝内壁黏膜转折处。

3.1.2.25 声门上区 supraglottic area

位于声襞以上、喉入口以下的喉腔。前壁为会厌软骨，两侧壁为杓会厌襞，后壁为杓状软骨。

3.1.2.25.1 喉入口 atrium of larynx

由会厌、杓会厌襞和杓状软骨所围成的入口，经此通喉腔。正常呼吸时呈开放状态，吞咽时关闭。

3.1.2.25.2 喉前庭 laryngeal vestibule

喉腔的上部。上界为喉入口，下界为室带，上宽下窄，呈漏斗形。

3.1.2.25.3 室带 ventricular band

位于声带上方、与声带平行，由黏膜、室韧带及少量肌纤维组成的结构。

3.1.2.25.4 喉室 laryngeal ventricle

声带和室带之间的梭形隐窝。内衬有喉黏膜及具有黏液分泌功能的腺体。

3.1.2.25.5 喉室小囊 sacculus of larynx

喉室前端向上向外延展成的一小憩室。此处有黏液腺，可分泌黏液，润滑声带。属喉囊退化的残余部分，其大小和范围具有个体和年龄差异。

3.1.2.25.6 舌会厌正中皱襞 median glossoepiglottic fold

位于舌根后部正中与会厌之间的、呈矢状位的黏膜皱襞。

3.1.2.25.7 会厌谷 epiglottic vallecula

舌会厌正中皱襞两侧的隐窝。

3.1.2.25.8 杓会厌皱襞 aryepiglottic fold

连接杓状软骨尖与会厌软骨侧缘的皱襞。是喉黏膜与咽黏膜的移行处，构成喉入口的两侧缘。

3.1.2.26 声门区 glottic area

位于两侧声带之间的喉腔。包括两侧声带、前连合和后连合。

3.1.2.26.1 声门裂 fissure of glottis

位于两侧声带和杓状软骨间的裂隙。是喉腔最狭窄的部分。

3.1.2.26.1.1 前连合 anterior commissure

双侧声带的前端会合处。

3.1.2.26.1.2 软骨间部 intercartilaginous glottis，posterior commissure

位于两侧杓状软骨底和声带突之间的部分。占声门裂后1/3。

3.1.2.26.1.3 膜间部 intermembranous part

位于两侧声带之间的部分。占声门裂前2/3。

3.1.2.26.2 声带 vocal fold

声韧带、声带肌和喉黏膜组成的发音器官。位于喉腔中部，左右对称，呈瓷白色。

3.1.2.26.2.1 声带腱 vocal tendon

两侧声韧带在前端位于甲状软骨板交角的内面融合形成的致密结缔组织。

3.1.2.26.2.2 任克间隙 Reinke space

又称“赖因克间隙”。位于声带上皮层与声韧带之间的潜在间隙。由丰富的细胞外基质及少量弹力纤维、胶原纤维构成，细胞成分较稀疏，是正常声带振动的关键结构。1897年由德国学者任克（Reinke）首次报道。

3.1.2.26.2.3 声带包膜部 cover of vocal fold

声带的上皮层和任克间隙的统称。

3.1.2.26.2.4 声带本体部 body of vocal fold

声带的肌层。

3.1.2.26.2.5 声带过渡部 transition portion of vocal fold

声带的固有层中层（弹力纤维层）和固有层深层（胶原纤维层）。

3.1.2.27 声门下区 subglottic area

声带下缘以下至环状软骨下缘以上的喉腔。前界为环甲膜，后界为环状软骨板。

3.1.3 气管 trachea

由气管软骨、平滑肌和结缔组织构成的通气管道。位于喉与气管杈之间，按行程分颈部和胸部。

3.1.3.1 气管杈 bifurcation of trachea

气管下端分为左、右主支气管的分杈结构。一般位于胸骨角与第4胸椎体下缘的平面。

3.1.3.2 气管隆嵴 carina of trachea

气管杈内面呈矢状位向上凸的半月形纵嵴。略偏向左侧，是支气管镜检查时判断气管分杈的重要标志。

3.1.3.3 气管前间隙 pretracheal space

位于气管前筋膜与气管颈部之间的间隙。内有气管前淋巴结、甲状腺下静脉、甲状腺奇静脉丛、甲状腺最下动脉、头臂干及左头臂静脉。在婴幼儿中还包含胸腺上部。

3.1.4 食管 esophagus

连接咽与胃的一段消化道。内覆鳞状上皮，中层为平滑肌层，外层为结缔组织。上缘于第6颈椎体下缘平面与喉咽相接，下端约平第11胸椎高度与胃贲门相续，全长约25 cm。

3.1.4.1 环咽肌上三角 superior triangle of cricopharyngeal muscle

位于喉咽部食管入口的三角形薄弱区。两边为咽下缩肌，底为环咽肌。

3.1.4.2 环咽肌下三角 inferior triangle of cricopharyngeal muscle

食管入口后壁的一个倒置的三角形薄弱区。上为环咽肌，两边为食管的纵行肌纤维。

3.1.4.3 食管裂孔 esophageal hiatus

位于膈肌上，约在第10胸椎水平，有食管和迷走神经通过的孔隙。

3.1.5 颈 neck

位于颅底、下颌骨下缘与胸廓上口之间的结构的总称。

3.1.5.1 颈阔肌 platysma

位于颈部浅筋膜内的皮肌。薄而宽阔，起自胸大肌和三角肌表面的筋膜，向上内止于口角、下颌骨下缘及面部皮肤。作用为拉口角及下颌向下，并使颈部皮肤出现皱褶。

3.1.5.2 胸锁乳突肌 sternocleidomastoid muscle

起自胸骨柄前面和锁骨的胸骨端，胸骨头和锁骨头会合后，斜向后上方走行，止于颞骨乳突的肌肉。在颈部两侧，大部分为颈阔肌所覆盖。一侧肌肉收缩使头向同侧倾斜，面部转向对侧；两侧收缩可使头后仰。

3.1.5.3 颈筋膜 cervical fascia

位于颈部浅筋膜和颈阔肌深面的筋膜组织。围绕颈项部肌肉、器官和血管神经束，形成筋膜鞘和筋膜间隙。

3.1.5.3.1 颈筋膜浅层 superficial layer of cervical fascia

在颈前正中线上左、右互相延续，向后附着于项韧带和第7颈椎棘突，向上附着于下颌骨下缘、下颌角、乳突尖、上项线和枕外隆凸，向下附着于胸骨颈静脉切迹、胸锁关节、锁骨上缘和肩峰的肌纤维的筋膜。

3.1.5.3.2　颈筋膜气管前层　pretracheal layer of cervical fascia

包绕颈部器官并形成甲状腺鞘，向两侧延续，包绕颈总动脉、颈内动脉、颈内静脉和迷走神经，形成颈动脉鞘的筋膜。

3.1.5.3.2.1　颈动脉鞘　carotid sheath

气管前筋膜向两侧延续，包绕颈总动脉、颈内动脉、颈内静脉和迷走神经的结构。

3.1.5.3.3　颈筋膜椎前层　prevertebral layer of cervical fascia

覆盖在椎前肌和斜角肌前方的筋膜。上起自颅底，向下延续为前纵韧带及胸内筋膜。

3.1.5.4　颈内静脉　internal jugular vein

自颈静脉孔处续于乙状窦的静脉。在颈动脉鞘内沿颈内动脉和颈总动脉的外侧下行，至胸锁关节的后方与锁骨下静脉会合成头臂静脉。收集脑部、面部及颈部大部分区域的静脉血。

3.1.5.5　颈外静脉　external jugular vein

在耳下方由下颌后静脉后支和耳后静脉、枕静脉会合而成的静脉。是颈部最大的浅静脉，于胸锁乳突肌浅面斜向下后行，在锁骨上方穿深筋膜注入锁骨下静脉或静脉角。

3.1.5.6　颈总动脉　common carotid artery

头颈部的主要动脉干。右侧发自头臂干，左侧直接发自主动脉弓。两侧颈总动脉均经过胸锁关节后方，沿气管和喉外侧上升，至甲状软骨上缘分为颈内动脉和颈外动脉。

3.1.5.6.1　颈动脉窦　internal carotid sinus

颈总动脉末端和颈内动脉起始部膨大的部分。窦壁外膜较厚，其中有丰富的游离神经末梢，为压力感受器。

3.1.5.6.2　颈动脉体　carotid body

借结缔组织连于颈动脉杈后方的扁椭圆形小体。为化学感受器，可感受血液中二氧化碳分压、氧分压和氢离子浓度变化。

3.1.5.6.3　颈内动脉　internal carotid artery

颈总动脉的两大分支之一。于甲状软骨上缘由颈总动脉发出，颈部无分支，上行经颈动脉管入颅，营养脑及眶内结构。

3.1.5.6.4　颈外动脉　external carotid artery

颈总动脉的两大分支之一。起初位于颈内动脉的前内侧，后经前方绕至其前外侧，上行穿经腮腺实质，达下颌颈水平分为颞浅动脉和上颌动脉两终支。

3.1.5.6.4.1　甲状腺上动脉　superior thyroid artery

颈外动脉的第一分支。起自颈外动脉的起始处，向前下方走行，分布到甲状腺上部和喉。

3.1.5.6.4.2　舌动脉　lingual artery

在甲状腺上动脉的稍上方，平舌骨大角处发自颈外动脉，分布到舌、舌下腺和腭扁桃体的动脉。

3.1.5.6.4.3　面动脉　facial artery

于颈动脉三角内起自颈外动脉，穿经下颌下三角，在咬肌止点前缘处入面部的动脉。

3.1.5.6.4.4　耳后动脉　posterior auricular artery

起自颈外动脉后壁的一个分支。发出部位大多低于或平乳突尖，较恒定。

3.1.5.6.4.5　枕动脉　occipital artery

起自颈外动脉并向后走行，经颞骨乳突的枕动脉沟，斜穿部分枕部肌肉而达枕部皮下的动脉。

3.1.5.6.4.6　咽升动脉　ascending pharyngeal artery

从颈外动脉内侧壁发出的分支。在颈外和颈内动脉之间上行，沿咽侧壁上升至颅底，发出咽支、鼓室下动脉和脑膜后动脉。

3.1.5.6.4.7 颞浅动脉 superficial temporal artery

颈外动脉的两终支之一。在腮腺内上行，经外耳道口前方至颞部皮下，分布于额、颞、顶部软组织及腮腺、眼轮匝肌等。

3.1.5.7 颈丛 cervical plexus

由第1～4颈神经前支交织而成的神经丛。位于胸锁乳突肌上部深面，发出的分支分布于头、颈、胸部皮肤，并有分支参与构成膈神经。

3.1.5.8 颈交感神经干 sympathetic nerve trunk of neck

位于椎前筋膜深面、由交感神经节和节间支连接而成的神经丛。位于脊柱的两侧。

3.1.5.9 颈浅淋巴结 superficial cervical lymph node

沿颈外静脉排列的淋巴结。引流颈外侧浅层的淋巴，并收集枕部、乳突部和腮腺部的淋巴，其输出淋巴管注入颈外侧深淋巴结。

3.1.5.10 颈深淋巴结 deep cervical lymph node

沿颈内静脉排列的淋巴结。引流头部和颈部的淋巴液，其输出管形成颈干。

3.1.5.11 椎前间隙 prevertebral space

位于脊柱颈部和椎前筋膜之间的间隙。

3.1.5.12 下颌下间隙 submandibular space

在下颌下三角内，顶为覆盖下颌舌骨肌下面的筋膜，底为颈筋膜浅层，前、后界分别为二腹肌的前、后腹的间隙。其内主要有下颌下腺及神经、血管和淋巴结等。

3.1.5.13 咬肌间隙 masseteric space

位于咬肌深部与下颌支上部之间的间隙。咬肌的血管、神经经下颌切迹进入此隙，从深面进入咬肌。

3.1.5.14 下颌下三角 submandibular triangle

位于下颌骨下缘与二腹肌前后腹之间的颈部解剖区域。此三角浅面有皮肤、浅筋膜、颈阔肌和颈筋膜浅层，深面由浅入深依次为下颌舌骨肌、舌骨舌肌及咽中缩肌。

3.1.5.15 颈动脉三角 carotid triangle

由胸锁乳突肌上部前缘、肩胛舌骨肌上腹和二腹肌后腹围成的区域。后界为胸锁乳突肌前缘，前下界为肩胛舌骨肌上腹，前上界为茎突舌骨肌和二腹肌后腹。包含颈总动脉上部、颈动脉分叉及颈外动脉和颈内动脉的起始部分。

3.1.5.16 肌三角 muscular triangle

位于颈前正中线与胸锁乳突肌下部前缘、肩胛舌骨肌上腹后缘之间的三角区。三角的浅面由浅入深有皮肤、浅筋膜、颈阔肌、颈前静脉、皮神经和颈深筋膜浅层，深面为椎前筋膜。三角内浅层有胸骨舌骨肌和肩胛舌骨肌上腹，深层有胸骨甲状肌、甲状舌骨肌，以及位于气管前筋膜深部的甲状腺、甲状旁腺、气管颈部和食管颈部等结构。

3.1.5.17 颏下三角 submental triangle

两侧界为两侧二腹肌前腹、顶为下颌、下界为舌骨体、底为两侧的下颌舌骨肌的三角形区域。

3.1.5.18 肩胛舌骨肌斜方肌三角 occipital triangle

颈后三角较大的上部。下界为肩胛舌骨肌下腹，其余边界同颈后三角。底从上向下依次排列为头夹肌、肩胛提肌、中斜角肌和后斜角肌。

3.1.5.19 锁骨上三角 supraclavicular triangle

位于锁骨中1/3上方，在体表呈明显凹陷的区域。由胸锁乳突肌后缘、肩胛舌骨肌下腹和锁骨中1/3段上缘围成。三角内有锁骨下静脉及其属支、锁骨下动脉第3段及其分支、臂丛及注入静脉角的胸导管和右淋巴导管等。

3.1.5.20 甲状腺 thyroid gland

人体最大的内分泌腺。位于颈前部，由两侧叶和峡部组成。呈“H”形，峡部位于第2至第4气管环之间。主要功能是合成甲状腺激素，调节机体代谢。

3.1.5.20.1 甲状腺峡部 isthmus of thyroid

位于第2至第4气管软骨环前方、甲状腺两侧叶之间的组织。可向上延伸出锥体叶。

3.1.5.20.2 甲状腺滤泡 thyroid follicle

由基底膜围绕而成的封闭性囊泡。甲状腺结构及功能的基本单位。其结构包括滤泡壁、滤泡腔和滤泡外周毛细血管。滤泡壁的上皮细胞合成和分泌甲状腺激素，滤泡腔储存甲状腺激素，甲状腺激素通过滤泡外周毛细血管进入血液循环。

3.1.5.20.3 甲状腺悬韧带 suspensory ligament of thyroid gland

在甲状腺左、右叶的上端深面的韧带。甲状腺假被膜增厚并连于甲状软骨，将甲状腺固定于喉及气管壁上。

3.1.5.20.4 甲状腺侧韧带 Berry ligament

位于甲状腺侧叶中部的韧带。使甲状腺侧叶与环状软骨下缘及第1、2气管软骨环侧面相连接，与喉返神经关系紧密。

3.1.5.20.5 甲状腺被膜 capsula of thyroid gland

覆盖在甲状腺表面的膜状结构。包括真被膜和假被膜两层。

3.1.5.21 甲状旁腺 parathyroid gland

位于甲状腺两侧背面或包埋于甲状腺中的内分泌腺。多数为两对，分泌的甲状旁腺素能调节钙、磷代谢。

3.1.5.22 腮腺 parotid gland

人体最大的涎腺。呈不规则楔形，大部分位于外耳道的前下方、下颌支与胸锁乳突肌之间的下颌后窝内，分浅、深两部分，腮腺导管开口于平上颌第2磨牙的颊黏膜处。

3.1.5.23 颌下腺 submaxillary gland

下颌体下缘与二腹肌前、后腹所围成的下颌下三角内的涎腺。呈扁椭圆形，开口于舌下阜。

3.1.5.24 舌下腺 sublingual gland

位于下颌舌骨肌上方、舌下襞深面的涎腺。有一条舌下腺大管和数条舌下腺小管分别开口于舌下阜和舌下襞黏膜表面。

3.1.6 胚胎发育 embryonic development

受精卵增殖、分化、迁移，形成桑葚胚、胚泡、器官，发育成胎儿的过程。

3.1.6.1 原始咽 primitive pharynx

原肠头端膨大的部分。起自口咽膜，止于喉气管起始部，呈头端宽、尾端窄的扁漏斗形。

3.1.6.1.1 喉气管沟 laryngotracheal groove

人胚发育第4周，原始咽尾端腹侧壁内面正中出现的一条纵行浅沟。

3.1.6.1.1.1 喉气管憩室 laryngotracheal diverticulum

喉气管沟逐渐加深，并从尾端向头端融合，在食管腹侧形成的一长形盲囊。是喉、气管和肺的原基。

3.1.6.1.1.1.1 肺芽 lung bud

喉气管憩室末端分支形成的左、右两个较大的盲囊。是支气管和肺的原基。

3.1.6.1.2 咽囊 pharyngeal bursa

原始咽侧壁内胚层向外膨出形成的5对与鳃沟相对应的囊状突起。将发育为中耳鼓室、咽鼓管、胸腺、甲状旁腺等结构。

3.1.6.2　鳃弓　branchial arch

原始咽两侧的间充质增生，由头端至尾端先后出现的6对背腹走向且左右对称的弓状隆起。参与面和颈部的形成。

3.1.6.2.1　颈窦　cervical sinus

在颈部形成过程中第2鳃弓向尾侧延伸，并逐渐覆盖其深部的第3、4、6鳃弓所形成的间隙。

3.1.6.2.2　杓状隆起　arytenoid eminence

于胚胎第5周时，原声门两侧的第6鳃弓部分膨大形成的隆起。位于上皮板内侧，是杓状软骨的始基。

3.1.6.3　鳃沟　branchial groove

相邻鳃弓之间的凹沟。先后出现5对，分别与内侧的咽囊相对应。

3.1.6.4　胚孔　blastopore

原肠最初与卵黄囊分离时在胚胎头端腹侧出现的凹陷。呈圆形，由内、外两胚层口咽膜包绕。

3.1.6.5　甲状舌管　thyroglossal duct

胚胎第4周末，甲状腺憩室形成的管状突继续向尾端生长形成的细长管状结构。该管逐渐退化，其起始端存留的浅窝为盲孔，尾端的细胞发育成甲状腺。

3.1.6.6　咽中沟　median groove of pharynx

胚胎第3周末，其腹侧形成的一条“V”形纵沟。是最早出现的呼吸系统，包括喉的始基。

3.1.6.7　心外膜嵴　cristae of epicardium

来自原始舌骨下肌丛的喉外肌始基。分为浅深两层，浅层形成肩胛舌骨肌和胸骨舌骨肌，深层形成甲状舌骨肌和胸骨甲状肌。

3.2　咽喉–头颈生理

3.2.1　吞咽　deglutition，swallowing

食物经咀嚼而形成的食团，由口腔经咽腔、食管运送入胃的过程。是一系列连续的反射动作，由食团相继刺激软腭、咽部和食管等处的感受器，传入冲动通过延髓中枢，再向咽、喉、食管等处发出传出冲动而引起。

3.2.1.1　吞咽口腔期　oral stage of swallowing

吞咽过程中，食物咀嚼、食团形成及食团由口腔输送入咽部的阶段。

3.2.1.2　吞咽咽腔期　pharyngeal stage of swallowing

吞咽过程中，食团通过反射运动，由咽部向食管输送的阶段。食团入咽后，在口咽被舌、软腭和咽壁包围。随着咽部收缩、软腭下垂封闭咽峡、舌骨及喉部最大限度移向前上方、会厌下倾封闭喉入口，食团经喉咽进入食管。

3.2.1.3　吞咽食管期　oesophageal stage of swallowing

食团经过食管蠕动运送到胃的阶段。由于食团刺激了软腭、咽部及食管的感受器，反射性地产生了食管蠕动。

3.2.2　吞咽反射　deglutation reflex

口腔内的食团刺激了咽部的感受器，反射性地引起软腭上举并关闭鼻后孔，阻断口腔与鼻腔的通路，舌根后移使会厌软骨翻转封闭气管的入口，最后咽肌收缩、食管扩张，使食团通过咽部进入食管，通过蠕动经贲门进入胃。

3.2.3　咽反射　pharynx reflex

轻触咽后壁时出现的咽部肌肉收缩、舌后缩，并有恶心、作呕反应的一种生理反射。

3.2.4　呼吸中枢　respiratory center

中枢神经系统内产生呼吸节律和调节呼吸运动的神经细胞群。分布在大脑皮质、间脑、脑桥、延髓和脊髓等各级部位，参与呼吸节律的产生和调节，共同实现机体的正常呼吸运动。

3.2.4.1　吸气中枢　inspiratory center

中枢神经系统内调节吸气运动的神经细胞群。位于延髓中上段、网状结构的腹内侧，可通过下行路径引起脊髓吸气肌运动神经元兴奋，同时又有侧支通过抑制性中间神经元对脊髓呼气肌运动神经元起抑制作用。

3.2.4.2　呼气中枢　expiratory center

中枢神经系统内调节呼气运动的神经细胞群。位于吸气中枢的背外侧（孤束核附近），兴奋时抑制吸气中枢，并引发呼气运动。

3.2.5　呼吸调整中枢　pneumotaxic center

脑桥上部能抑制吸气活动的神经细胞群。

3.2.6　长吸中枢　apneustic center

存在于脑桥中下部兴奋吸气活动的中枢结构。其传出冲动可以延长吸气时间，减慢呼吸频率，从而产生更深、更长的吸气动作。可以被来自迷走神经和呼吸调整中枢的活动所抑制。

3.2.7　肺牵张反射　pulmonary stretch reflex

由肺扩张或萎陷所引起的反射性呼吸变化。吸气过程中当肺扩张到一定程度时，肺牵张感受器兴奋，发放冲动增加，经迷走神经中的传入纤维到达延髓，使吸气切断机制兴奋，抑制吸气肌的收缩而发生呼气；呼气时则相反。起负反馈作用，使吸气和呼气不至于过长，和脑桥的调整中枢共同调节呼吸的频率和深度。

3.2.8　咳嗽反射　cough reflex

喉、气管和支气管内壁黏膜上皮等部位的感受器接受机械性和化学性刺激产生的保护性反射。大支气管以上部位的感受器对机械刺激敏感，二级支气管以下的部位对化学刺激敏感。传入冲动经迷走神经传入延髓，信号整合后经脊髓传出神经将冲动传至呼吸肌、声门、气道等部位，触发咳嗽动作。

3.2.9　屏气反射　breath-holding reflex

吸入冷空气或刺激性强的化学性气体后，反射性引起呼吸暂停、声门关闭、支气管平滑肌收缩，使气体不易进入下呼吸道的保护性反射。

3.2.10　肺牵张感受器　pulmonary stretch receptor

肺泡壁及小支气管壁内的对牵拉刺激敏感的神经末梢结构。传入神经为迷走神经，传入延髓孤束核，参与呼吸调节。吸气时其受到刺激并将冲动传入中枢，反射性地引起吸气中枢抑制，使吸气终止，并转为呼气；呼气时其受到的刺激减少，传入冲动使吸气中枢抑制过程解除。

3.2.11　肺刺激感受器　lung irritant receptor

存在于支气管和细支气管壁黏膜上皮内的可感受化学刺激物的感受器。

3.2.12　肌弹力空气动力学说　myoelastic aerodynamic theory

一种声带振动学说。声音的产生取决于呼出气流的压力与喉内肌肉的弹性组织力量之间的互相平衡作用。声门由声门下气流冲开后，由于伯努利效应作用，在声门区引起负压，声带又被吸到内收的位置，声门闭合后再被声门下气流冲开，再经伯努利效应，声门再次闭合，如此反复循环使声带产生振动。

3.2.13 言语生成 speech production

从组织交流意图，激活概念，提取词义、句法和语音信息，到控制发音器官发出声音的过程。

3.2.14 共鸣腔 resonance chamber

用来发音的器官或言语器官以不同的形状和大小起到调音作用，从而产生不同语音的声腔。

3.2.14.1 上共鸣腔 superior resonance chamber

由咽腔、口腔、鼻腔组成的共鸣腔。发音时，发音器官的活动可带动各腔体形状发生变化，使声带振动声音中的不同频率得到加强，形成不同的语音。

3.2.14.2 下共鸣腔 inferior resonance chamber

由肺和气管组成的共鸣腔。一般言语中并不影响语音的形成，但对语音音色有很大影响。

3.2.15 头腔共鸣 head resonance

又称“头颅共鸣”。鼻腔、鼻咽、鼻窦等产生的共鸣。

3.2.16 胸腔共鸣 thoracic cavity resonance

气管、支气管和肺等产生的共鸣。

3.2.17 口腔共鸣 oral cavity resonance

口腔、口咽腔和喉腔产生的共鸣。

3.2.18 伯努利效应 Bernoulli effect

一种物理现象。当气流通过物体时，作用于固定物侧面的气流压力下降，气流越快，压力越低。

3.2.19 基音 fundamental tone

由物体整体振动所产生的复合音中频率最低的音。决定复合音的音高。

3.2.20 声部 voice part

根据音域、音色、换音点的不同而将声音分成的不同类型。男女声各分为高、中、低部。

3.2.21 音域 vocal range

人类所能发出不同频率的最低音到最高音的音调上下限范围。属于声音的生理范围。

3.2.21.1 言语音域 speaking range

日常言语时使用的音域范围。

3.2.21.2 生理性音域 physiologic range

人所能发出的声音的最大音域范围。与声音音质及音色无关。

3.2.21.3 自然音域 natural range

未经过专门训练的人自然发音的音域范围。一般有12～13个音调。

3.2.21.4 歌唱音域 musical range

声乐工作者在艺术表现上（歌唱时）发音的音域范围。位于生理性音域范围内，一般为2个8度，少数人可达3个8度。

3.2.21.5 总音域 collective human range

将各声部的声音集合在一起的音域范围。一般为5个8度。

3.2.22 起声 attack of voice

发音时从无声到有声的变化过程，即声带从呼吸状态转化为发音状态。根据声门闭合与声音出现的时间，可分为4种类型：气息性起声、软起声、硬起声和压迫起声。

3.2.22.1 气息性起声 breathy attack

左右声带接近中线，呼气气流先冲出声门，然后声门关闭，声带振动发音的起声方式。

3.2.22.2 软起声 soft attack

在声带由呼吸位转到发音位时，气体同时到达声门，声门关闭的同时呼出气流的起声方式。

具有自然、柔软的感觉，对声带无损害。多见于平静讲话或唱歌时。

3.2.22.3　硬起声　hard attack

声门急速强有力关闭，用强力气流吹开声门，使声带振动发音的起声方式。具有爆发性、强硬的感觉，常见于下命令、咳嗽或情绪激动时。此方式易损伤声带。

3.2.22.4　压迫起声　pressed attack

声门强力关闭的同时，左右室带也向中线靠近并提升呼气压发出的强烈的硬起声。是一种紧张性发音，临床上可见于病理性嗓音，如痉挛性发音障碍等。

3.2.23　声区　register

在音域范围内，具有统一发音特征的一组音列。

3.2.24　音质　voice quality

声音频谱的知觉特性。

3.2.25　变声期　voice mutation

青春期由于内分泌系统性激素水平的明显变化，喉体在短期内迅速增大，嗓音亦发生显著变化的时期。

3.2.26　共振峰　formant

声道共振使得语音能量在某个或某些频带中得到加强，形成语音能量聚集的一种声学表现。

3.2.27　共鸣器官　resonator

发音时参与共鸣的器官。有鼻腔、鼻窦、咽腔、喉腔、口腔、胸腔等，共鸣腔的大小、形状及腔壁的硬度影响共鸣的效果。

3.2.28　构音器官　articulator

参与具体声音形成的器官。包括口腔、舌、腭、唇、齿、颊等。

3.2.29　觉醒阈　arousal threshold

中断睡眠的最低临界刺激强度，即使患者从睡眠中觉醒过来的刺激最小值。为衡量睡眠深度的指标。

3.2.30　快速眼动睡眠　rapid eye movement sleep，REM

睡眠过程中的一个时相。在这个时相中，脑电波呈现去同步化快波，肋间内外肌及呼吸辅助肌的作用消失，除动眼相关的肌肉外，全身骨骼肌处于松弛状态，大脑的供血量明显增加。做梦发生在此期。

3.2.31　非快速眼动睡眠　non-rapid eye movement sleep，NREM

睡眠过程中的一个时相。特点是脑电波呈睡眠表现，肌肉活动较清醒时减弱，不伴剧烈的眼球运动。可分为Ⅰ、Ⅱ、Ⅲ、Ⅳ期。

3.2.32　慢波睡眠　slow wave sleep

非快速眼动睡眠的Ⅲ、Ⅳ期。特征为闭目、瞳孔缩小，颈部肌肉仍保持一定的紧张性，脑电波呈高幅慢波。

3.2.33　思睡阶段　somnolence stage

非快速眼动睡眠的一个阶段，是由清醒状态向睡眠期过渡的阶段。为入睡不久，睡眠不深，对外界的环境仍能保持一定的反应，存在一定的注意力和反应能力，但感觉困倦，反应迟缓，渐入睡境，意识模糊，感觉漂移。

3.2.34　K复合波　K complex

在非快速眼动睡眠Ⅱ期出现于顶部或中央区的一种脑电波。波形宽钝，可有切迹，为双相或三相，但常仅有双相成分可以辨认，负尖波起始，后有一时限长的正尖波。在婴儿期波幅最高，可以超过200μV，随年龄增长逐渐下降。

3.2.35　上气道开大反射　upper airway turn up reflex

夜间睡眠时，上气道肌肉受自主神经的影响自然开大，以确保呼吸道通畅的神经反射。

3.3 咽喉–头颈症状与检查

3.3.1 张口呼吸 mouth breathing

因通气不足，需要经口进行代偿通气的呼吸方式。

3.3.2 呼吸困难 dyspnea

主观上感到通气不足、呼吸费力的现象。客观表现为呼吸运动用力，重者鼻翼扇动、张口耸肩，呼吸辅助肌也参与活动，或伴有呼吸频率、深度与节律的异常。

3.3.2.1 呼气性呼吸困难 expiratory dyspnea

以呼气相为主，表现为呼气费力，呼气时间明显延长的呼吸困难。听诊肺部常有干啰音。多见于周围气道阻塞性疾病。

3.3.2.2 混合性呼吸困难 mixed dyspnea

初期呼吸深慢，然后加快、变浅，听诊常有呼吸音异常，可有病理性呼吸音的呼吸困难。主要见于广泛肺实质或肺间质病变及严重胸廓、膈肌、胸膜与神经肌肉疾病。

3.3.2.3 心源性呼吸困难 cardiac dyspnea

各种原因的左心疾病及其引起的肺淤血、肺水肿等导致的呼吸困难。典型表现为急性左心衰竭时突发呼吸困难，重者表现为高度气喘、颜面青紫、大汗。听诊两肺底有较多湿啰音及哮鸣音，心率增快，可有奔马律。

3.3.2.4 癔症性呼吸困难 hysteria dyspnea

由精神心理疾病引起的呼吸困难。表现为呼吸频率显著加快、表浅，可引起呼吸性碱中毒并伴有手足抽搐。

3.3.2.5 吸气性呼吸困难 inspiratory dyspnea

以吸气相为主，表现为吸气费力，伴三凹征或四凹征的呼吸困难类型。多见于喉、气管与大支气管的狭窄和阻塞。

3.3.2.5.1 三凹征 three depressions sign

吸气时锁骨上窝、胸骨上窝、肋间隙同时发生凹陷的征象。是胸腔负压显著增大、气体不能迅速进入肺泡的标志。

3.3.2.5.2 四凹征 four depressions sign

呼吸困难时胸骨上窝、锁骨上窝、肋间隙和剑突下软组织明显凹陷的征象。

3.3.3 库斯莫尔呼吸 Kussmaul respiration

代谢性酸中毒时，由于体液pH值降低，刺激呼吸中枢，使呼吸加深、加快，通气量增大的呼吸形式。多见于糖尿病酮症酸中毒和尿毒症酸中毒。1874年由德国学者库斯莫尔（Kussmaul）首次报道。

3.3.4 潮式呼吸 tidal breathing

呼吸节律从呼吸暂停开始，逐渐由浅慢变深快，然后又由深快变浅慢，直至再次出现呼吸暂停，并重复上述循环的呼吸方式。

3.3.5 喉喘鸣 laryngeal stridor

由于喉部病变，呼吸时气流通过狭窄的喉腔而产生的刺耳、高调呼吸声。是喉部疾病特有的症状之一。

3.3.5.1 先天性喉喘鸣 congenital laryngeal stridor

婴幼儿因喉部组织疏松较软，吸气时喉组织塌陷、喉腔变小所引起的喉鸣。

3.3.6 吸气性喘鸣 inspiratory stridor

发生在吸气期的由于上呼吸道梗阻而致的喘鸣。喘鸣音大小与阻塞程度有关。

3.3.7　双重性喘鸣　double stridor

吸气期和呼气期同时出现的喘鸣。阻塞常发生于声门以下部位，喘鸣音大小与阻塞程度有关。

3.3.8　纵隔矛盾运动　mediastinum contradictory motion

在吸气和呼气时纵隔向左右移动的现象。为支气管阻塞的重要X射线征象。如果为吸气性支气管活瓣阻塞，深吸气时患侧压力低，纵隔移向患侧，呼气时复位。如果为呼气性支气管活瓣阻塞，深吸气时患侧压力升高，纵隔移向健侧，吸气时复位。亦可由开放性气胸引起。

3.3.9　咽痛　pharyngalgia

咽喉疼痛的临床表现。

3.3.10　吞咽障碍　deglutition disorder

支配吞咽运动的神经肌肉病变及口腔、咽、喉等处病变引起的吞咽运动障碍。

3.3.11　吞咽困难　dysphagia

食物从口腔至胃的运送过程中受阻而产生咽部、胸骨后或剑突部位的梗阻停滞感觉。可伴胸骨后疼痛。可由中枢神经系统疾病、食管和口咽部疾病引起，亦可由吞咽肌肉运动障碍所致。

3.3.12　咽异物感　foreign body sensation of pharynx

自觉咽部有异物存在的主观症状。表现为蚁走感、贴叶感、痰黏着感等主观症状。一般无疼痛，或仅有轻微疼痛。

3.3.13　喉感觉异常　paresthesia laryngis

喉部发生的异常感觉。表现为刺痛、瘙痒、烧灼、干燥或异物感等症状。

3.3.13.1　喉感觉过敏　laryngeal hyperaesthesia

喉黏膜对刺激的敏感度增强的表现。

3.3.13.2　喉感觉麻痹　laryngeal sensory paralysis

喉神经病变导致的喉部感觉功能障碍。

3.3.14　误吸　aspiration

口咽部的食物、水、分泌物或反流的胃内容物经声门进入声门下、气管内的现象。

3.3.14.1　无症状误吸　asymptomatic aspiration

食物、水、分泌物或反流的胃内容物误吸入声门下，但患者并无自发反应的现象。

3.3.15　反射性喉痉挛　reflex laryngeal spasm

喉部肌肉反射性痉挛收缩，使声带内收，声门部分或完全关闭而导致患者出现不同程度的呼吸困难的现象。

3.3.16　咳嗽　cough

人体清除呼吸道内分泌物或异物的保护性呼吸反射动作。特点是首先短促深吸气，声门紧闭，呼气肌（包括肋间内肌、腹肌等）快速猛烈收缩，形成肺内高压，然后声门开放，使肺内气体喷射而出。

3.3.16.1　刺激性干咳　irritative dry cough

上气道受刺激而引起的干咳。

3.3.16.2　阵发性咳嗽　paroxysmal cough

可持续几秒到几分钟的连续咳嗽。发作期之间有一定的时间间隔。

3.3.16.3　犬吠样咳嗽　barking cough

由于喉黏膜充血水肿使喉腔狭窄引发的如犬吠样的咳嗽。是小儿急性喉炎和痉挛性喉炎的主要症状，常伴声嘶、喉内喘鸣及呼吸困难。

3.3.16.4　哮吼性咳嗽　croup cough

上呼吸道感染所引起的不同程度喉部阻塞而造成的嘶吼性咳嗽。伴或不伴喘鸣、声音沙哑。

3.3.16.5　痉挛性咳嗽　spasmodic cough
喉、气管、支气管等相关部位平滑肌痉挛引起的持续性剧烈咳嗽。

3.3.17　血痰　bloody spitting
痰中带血点、血丝或间断的少量咯血。

3.3.18　发声障碍　dysphonia
又称“嗓音障碍”。声带振动特性发生改变或者声带功能出现失调的一种言语障碍。

3.3.18.1　声音嘶哑　hoarseness
喉部（特别是声带）病变导致发音出现毛、沙、哑、嘶等症状。

3.3.18.1.1　间歇性声嘶　intermittent hoarseness
间断性出现的声音嘶哑症状。发音休息后声嘶减轻，多讲话又使症状加重。

3.3.19　粗糙声　roughness
由于声带不对称、振动不规则所产生的听觉印象，低频音域出现杂音。

3.3.20　气息声　breathiness
大量气流流经声门裂产生的声音，出现中音域以下的杂音。多见于单侧喉返神经麻痹。

3.3.21　发音震颤　voice tremor
声音呈规则性颤抖，在持续发元音时明显，但不伴有努力性发音。常见于特发性震颤和帕金森病等。

3.3.22　痉挛性发音　spasmodic voice
在发音时突然出现挤压性、紧张性发音，并伴有不规则的声音震颤、声音频繁中断、失去连贯性的现象。

3.3.23　失音　aphonia
由各种原因导致的不能发出声音的临床表现。

3.3.24　癔症性失语　hysterical aphasia
精神情绪变化相关的功能性发音障碍。多突发声音嘶哑，从耳语至完全失音程度不同，但咳嗽、哭笑声正常。喉本身结构正常，声嘶恢复快，可再发。

3.3.25　呼吸暂停　apnea
呼吸周期中出现的呼吸停顿。

3.3.25.1　睡眠呼吸暂停　sleep apnea
睡眠过程中口鼻气流停止≥10s的事件。

3.3.25.1.1　阻塞性睡眠呼吸暂停　obstructive sleep apnea，OSA
睡眠状态下反复发生呼吸暂停，口鼻呼吸气流消失达10s以上，同时胸、腹呼吸运动存在的事件。

3.3.25.1.2　中枢性睡眠呼吸暂停　central sleep apnea，CSA
睡眠状态下反复呼吸暂停，口鼻呼吸气流消失达10s以上，同时胸、腹呼吸运动停止的事件。

3.3.25.1.3　混合性睡眠呼吸暂停　mixed sleep apnea，MSA
睡眠状态下呼吸气流消失达10s以上的一次呼吸暂停过程中，开始时出现中枢性呼吸暂停，继而出现阻塞性呼吸暂停的事件。

3.3.26　低通气　hypopnea
睡眠过程中呼吸气流强度较基础水平降低50%以上，并伴血氧饱和度下降至少4%或伴有微觉醒的事件。

3.3.27　微觉醒　micro-arousal
睡眠中持续时间<3s（一般为1.5～2s）的脑电频率变化，但不引起睡眠阶段改变的短暂觉醒。

3.3.28　白天嗜睡　excessive daytime sleepiness，EDS

白天非睡眠时间表现为轻度困倦、乏力，甚至在讲话、驾驶时出现入睡的现象。表现为入睡快，睡眠时间延长，睡眠后疲乏等。

3.3.29 打鼾 snore

睡眠时上呼吸道气流通过狭窄气道时冲击黏膜及周围组织引起震动、发出声音的现象。

3.3.30 腺样体面容 adenoid face

儿童腺样体肥大时，由于鼻塞和长期用口呼吸而出现的异常面容。会出现硬腭变形高拱、上唇短厚翘起、下颌骨后缩、鼻唇沟消失、上切牙突出、咬合不良等。

3.3.31 舌系带过短 ankyloglossum

先天发育不良导致的舌系带短缩。影响舌的前上方运动，伸舌时可表现出舌尖“V”形缺隙，严重者对发音功能和上气道发育有不良影响。

3.3.32 舌体肥大 body of tongue hypertrophy

由生理或病理因素导致的舌体肥厚的状态。

3.3.33 婴儿型会厌 infantile epiglottis

外形卷曲的会厌。

3.3.34 声带深外展位 deep abduction position of vocal cord

深吸气时出现的声带过度外展。为环杓后肌强力收缩而喉内收肌松弛所致。

3.3.35 声带轻外展位 gently abduction position of vocal cord

生理性声带位置，见于平静呼吸时。为环杓后肌收缩而喉内收肌松弛所致。喉返神经不完全麻痹时也可出现。

3.3.36 声带中间位 intermediate position of vocal cord

一种病理性声带位置，在喉的内收肌、外展肌及环甲肌均麻痹时出现。

3.3.37 声带旁正中位 paracentric position of vocal cord

喉内收肌和外展肌均松弛时的声带位置，是一种病理性声带位置。

3.3.38 声带中线位 median line position of vocal cord

喉内收肌收缩而外展肌松弛时的声带位置。

3.3.39 弓形声带 bowed vocal fold

声带张力减弱，弓向外侧，声门闭合不完全的状态。表现为声音嘶哑、音调低、易疲劳，多见于喉上神经损伤。

3.3.40 内镜检查法 endoscopy

利用内镜对人体内器官或结构进行检查的技术。

3.3.40.1 纤维鼻咽喉镜 fibro-nasopharyngolarygnoscope

一种可弯曲、细小、柔软的光纤设备，可通过显微镜的显像技术检查鼻、咽、喉等部位。

3.3.40.2 硬质支气管镜 rigid bronchoscope

由金属制成的用于观察和处理支气管病变的细长内镜。

3.3.40.3 硬质食管镜 rigid esophagoscope

用于观察和处理食管病变的扁圆形金属硬管镜。

3.3.40.4 纤维支气管镜 fiberoptic bronchoscope

由导光影像纤维束制成的可弯曲的软性细长型内镜。

3.3.40.5 纤维食管镜 esophagofiberoscope

由导光纤维束构成的软食管镜。

3.3.40.6 硬管内镜钳 endoscopic forceps

在硬管内镜下用于夹取食管或气管异物及病变组织的器械。

3.3.40.7　支气管镜钳　bronchoscopic forceps
在支气管镜下用于夹取气管异物或进行组织活检的器械。

3.3.40.8　食管镜钳　esophagoscopic forceps
在食管镜下用于夹取异物或进行组织活检的器械。

3.3.40.9　异物钳　foreign body forceps
用于夹取喉、气管、食管异物的手术器械。

3.3.40.10　活检钳　biopsy forceps
用于钳取活检组织的手术器械。

3.3.40.11　纵隔镜　mediastinoscopy
用于检查及处置纵隔腔疾病的内镜。

3.3.40.12　间接喉镜　indirect laryngoscope
用于经口观察咽部及喉部病变的有柄圆形平面镜。

3.3.40.13　直接喉镜　direct laryngoscope
有柄的圆管状金属喉镜，用于直视状态下检查及处置喉部病变。按用途不同分为薄片形喉镜、普通直接喉镜、侧裂喉镜、前连合喉镜、支撑喉镜、悬吊喉镜等。

3.3.40.14　喉动态镜　laryngostroboscope
使用快速闪动的光源观察声带从而研究声带运动的喉镜。

3.3.40.14.1　声带振动周期　vibration period of vocal cord
发音时声带由开放到闭合再到重新开放的周期。在喉动态镜下声带振动周期包括两个相位，即闭合相和开放相。

3.3.40.14.2　静相颤动　static phase fibrillation
喉动态镜检查中声带静相时震颤的表现。

3.3.40.14.3　黏膜波　mucosal wave
发音时声门下气流冲击声带，被覆层在相对固定的体层上振动，发生的周期性位移。在发声时自下而上跨越声带垂直断面，并由内向外传播，是声带振动的重要特征。

3.3.41　气管内滴入法　intratracheal instillation
喉镜下通过弯头注射器向气管内滴入表面麻醉剂的方法。

3.3.42　喉上神经麻醉法　anesthesia of superior laryngeal nerve
对喉上神经感觉支行局部神经阻滞的方法。

3.3.43　改良钡透吞咽功能检查　modified barium swallow study，MBS
通过X射线透视影像对吞咽每一分期中所有相关结构进行观察，对吞咽各期的变化进行分析的检查方法。

3.3.44　喉肌电图　laryngeal electromyography，LEMG
在发音、呼吸、吞咽等生理活动时的喉肌的肌电图。以判断喉神经、肌肉功能状态，为喉运动性发音障碍的诊断及治疗提供科学依据。

3.3.44.1　单纤维肌电图　single-fiber electromyography，SPEMG
用来记录单根肌纤维动作电位的方法。

3.3.44.2　插入电位　insertion potential
肌肉完全松弛状态下，针电极插入肌肉或在肌肉中移动时所引起的电活动。

3.3.44.3　电静息　electrical silence
由于生物学或非生物学原因，在电生理测定过程中无法记录到电活动的现象。

3.3.45 甲状软骨按压试验 manual compression test

一种预判甲状软骨成形术或声带注射内移手术效果的试验。用手指按压患侧甲状软骨板的同时嘱患者发音，评估发音质量的情况。

3.3.46 杓状软骨触诊 arytenoid palpation

在直接或间接喉镜下拨动杓状软骨并观察其活动度的检查。可辅助鉴别喉神经麻痹及环杓关节疾病等，也可起到试验性治疗的作用。

3.3.47 嗓音功能检查 voice functional examination

评估嗓音情况的检查方法的总称。主要包括声带振动特征评估，发音质量的主、客观评估及喉神经肌肉电功能评估等方面。

3.3.47.1 声带振动幅度 vibration amplitude of vocal fold

声带振动时水平相的位移。正常状态下与声带的大小有关。

3.3.47.2 声带闭合特征 closure feature of vocal fold

在声带振动周期中最大关闭时声带接近的程度和形态。正常声带在关闭相时闭合良好，声门不完全闭合时会出现漏气，因而产生气息声。对声带关闭的描述主要有完全关闭、梭形裂隙、沙漏样裂隙、前后部裂隙、不规则裂隙等。

3.3.47.3 声带非振动部位 non-vibrating position of vocal fold

发音时声带未发生振动的部位。

3.3.47.4 喉下压力 subglottal pressure

发音时肺部气流在声门下形成的压力。

3.3.47.5 发音压力阈值 phonation threshold pressure

推动声带开始振动发音并使声带持续振动的最小喉下压力值。

3.3.47.6 声门区上下压力差 transglottal pressure

分别作用于声门上下表面的压力差值。

3.3.47.7 声门阻力 glottal resistance

喉下压力与通过声门区气流量的比值。用来度量声门区声带运动系统所形成的对声门下气流阻碍作用的大小。

3.3.47.8 声带劲度 stiffness of vocal cord

声带组织抵抗形变的生物力学特性，影响发声振动效能。

3.3.47.9 声带黏度 viscosity of vocal cord

声带组织变形难易的程度。大小与受到剪切力后的声带组织各层次间滑动的难易度有关。

3.3.47.10 声强 intensity of sound

声波垂直通过单位面积的声功率，反映发声能量强度。

3.3.47.11 声带微扰 perturbation of vocal cord

反映声带振动的稳定性的参数。值越小，声带振动越稳定。分为频率微扰和振幅微扰。

3.3.47.12 频率微扰 jitter

声带振动周期在时间上（不规则性）差异的程度，反映连续振动周期中频率的微小差异。

3.3.47.13 振幅微扰 shimmer

声带振动周期在声强上（不规则性）差异的度量，反映连续振动周期中振幅的变化。

3.3.47.14 关闭商 closed quotient，CQ

反映声带振动周期中声门闭合时间的参数，表示为关闭期除以整个振动周期。

3.3.47.15 开放商 open quotient，OQ

反映声带振动周期中声门开放时间的参数，表示为开放期除以整个振动周期。

3.3.47.16 速度商 speed quotient，SQ

反映声带振动周期中声门趋向开放和趋向关闭的对称性的参数，表示为声门渐开相与渐闭相的时间比。

3.3.47.17 倒频谱峰值突出 cepstral peak prominence，CPP

声音信号因频谱中存在以基频为间隔的周期性谐波结构，其倒频谱在与基频周期相对应的位置处呈现显著突起的峰值。该峰值的位置与信号基频周期呈倒数关系，是声音信号周期性特征在倒频域的表征。

3.3.47.18 嗓音障碍指数 voice handicap index，VHI

对嗓音异常进行主观量表评价的指数。

3.3.48 声图仪 sonograph

对声音信号频率、响度和强度进行声学分析的仪器。

3.3.48.1 音色 tone

声带振动与声道共鸣共同作用形成的声音频谱特性。

3.3.48.2 音调 pitch

声带振动基频决定的听觉感知特性，表征声音高低。

3.3.48.3 响度 loudness

带振动能量决定的听觉感知强度，表征声音大小。

3.3.48.4 音长 duration

发某个音段或语音成分所用的时间。由声波持续的时间长短确定，以秒或毫秒为单位。

3.3.48.5 频率 frequency

单位时间内运动或振动的次数。

3.3.48.6 基频 fundamental frequency

声带振动的最低固有频率，决定音调感知特性。

3.3.48.7 标准化噪声能量 normalised noised energy，NNE

特定噪声或信号中包含的能量。常在嗓音声学分析中用于表示嗓音中噪声含量的多少，用于评估发音质量，了解发音时声带振动和声门闭合情况。

3.3.49 多功能声门图 multifunctional glottogram

应用多个检测通道对声门区结构、声带振动特征等方面进行检查的方法。

3.3.50 颈围 neck collar

在喉结下方的颈部水平周长。

3.3.51 体重指数 body mass index，BMI

体重（kg）除以身高（m）的平方得出的数值。是国际上常用的衡量人体胖瘦程度及是否健康的一个指标。

3.3.52 多导睡眠监测 polysomnography，PSG

持续同步采集、记录、分析和解释睡眠期间多项生理参数（如脑电图、眼动电图、肌电图、心电图、呼吸气流、呼吸运动、体位、氧饱和度及视音频等）和病理事件，进行睡眠医学研究和睡眠疾病诊断的技术。

3.3.52.1 呼吸暂停低通气指数 apnea hypopnea index，AHI

每小时睡眠时间内呼吸暂停次数与低通气次数之和。

3.3.53 多次睡眠潜伏期试验 multiple sleep

latency test，MSLT

检测在缺乏警觉因素的情况下自然睡眠倾向性的试验。试验时让患者白天进行4或5次小睡，检测结果对于发作性睡病和白天过度嗜睡的诊断具有重要意义。

3.3.54　睡眠剥夺　sleep deprivation

各种原因导致的睡眠减少或缺失。能够干扰人体的正常生理功能，甚至诱发疾病状态。多指由于被动原因强迫不能完成足够的睡眠时长。

3.3.55　脑电图　electroencephalogram

多导睡眠监测中通过头皮表面电极记录到的脑部神经元自发性生物电活动的曲线图。是检测脑部神经元生物电活动的技术。

3.3.56　呼吸感应体积描记法　respiratory inductive plethysmography，RIP

观察呼吸周期中胸，腹式呼吸活动度的变化，分析峰流量/平均流量，以评估吸气相负荷改变的检查方法。

3.3.57　峰流量/平均流量比值　peak inspiratory flow to mean flow ratio

呼吸感应体积描记技术的一个参数，表示呼吸时气流峰流量与平均流量的比例。被认为是可靠的检出气流受限的指标。

3.3.58　食管内压力测定　esophagus pressure measurement

通过将食管压传感器置入患者食管内检测食管内压力的检查方法。

3.3.59　口腔闭合压　mouth occlusion pressure

测定中枢呼吸驱动力的检查方法。测定时，患者通过一个口器呼吸，在患者事先不知道的情况下，通常在呼气末（功能残气位）阻断气道，患者吸气努力开始后0.1s时检测口腔内所产生的压力。

3.3.60　气道临界压pharyngeal critical pressure

维持上气道开放所需的最低气道内压。反映上气道塌陷的程度。

3.3.61　米勒检查法　Müller examination

患者捏鼻、闭口、用力吸气时观察舌咽部塌陷状态的检查方法。模拟上气道阻塞状态下的咽腔塌陷情况，以观察患者上气道各部位截面积和引起气道狭窄的结构性原因，并观察患者气道顺应性，从而判定其睡眠时气道可能发生塌陷及阻塞的部位。

3.3.62　低氧激发试验　hypoxia provocation test

吸入低于空气氧浓度（一般用15%的氧浓度）的混合气体20min，测定动脉血气或监测动脉血氧饱和度的变化，从而间接判断低氧环境肺功能状态的试验。

3.3.63　高浓度二氧化碳激发试验　high density carbon dioxide provocation test

采用重复呼吸来检测吸入二氧化碳浓度增加时的通气反应。检测结果反映了机体对二氧化碳的敏感性。

3.3.64　动脉血氧饱和度　arterial oxygen saturation

血液中被氧结合的氧合血红蛋白的容量占全部可结合的血红蛋白容量的百分比，即血液中血氧的浓度。是呼吸循环的重要生理参数。

3.3.65　呼吸功能测定　respiratory function assay

了解呼吸功能损害的性质及程度的检查方法。测定项目包括呼吸肌力、跨膈压力、肺活量和肺容量等。

3.3.65.1　呼吸肌力　respiratory muscle strength

参与呼吸运动的肌肉的张力。通常用最大静态吸气压和最大呼气压来评价。

3.3.65.2　跨膈压力测定　transdiaphragmatic pres-

sure assay
通过将测压气囊置于食管的远段和胃内，测定胸内压和腹内压之差，以间接确定一次吸气动作中膈肌张力的检查方法。

3.3.65.3 肺活量测定 measurement of vital capacity
测定尽力吸气后从肺内所能呼出的最大气量的检查方法。在一定意义上可反映呼吸功能的潜能。

3.3.66 压力滴定 pressure titration
睡眠过程中，在可靠的客观监测条件下，测定能够使患者上气道通畅，消除呼吸暂停、低通气和缺氧所需要的理想压力的过程。

3.3.67 甲状腺激素 thyroid hormone
甲状腺滤泡上皮细胞合成并分泌的含碘酪氨酸衍生物。主要包括三碘甲状腺原氨酸和四碘甲状腺原氨酸（甲状腺素），具有促进细胞代谢，增加氧耗量，刺激组织生长、成熟和分化等功能。

3.3.68 甲状旁腺素 parathyroid hormone
甲状旁腺分泌的含有84个氨基酸残基的直链多肽激素。其N端三十四肽具有主要的生物学活性。是体内维持血钙稳态的主要激素。总的效应是升高血钙和降低血磷水平。

3.3.69 甲状腺微粒体抗体 thyroid microsomal antibody，TMAb
由甲状腺上皮细胞质的微粒体抗原诱导产生的一种补体结合型抗体。

3.3.70 甲状腺球蛋白抗体 thyroglobulin antibody，TGAb
各种原因致甲状腺滤泡破坏时，大量甲状腺球蛋白入血后使机体产生的针对甲状腺球蛋白的自身抗体。

3.3.71 促甲状腺激素 thyroid-stimulating hormone，TSH
腺垂体分泌的一种糖蛋白激素。主要功能是刺激甲状腺产生与分泌甲状腺素。

3.3.72 热结节 hot nodule
在甲状腺静态显像中，显像剂摄取高于周围正常甲状腺组织的甲状腺结节。

3.3.73 温结节 warm nodule
在甲状腺静态显像中，显像剂摄取与周围正常甲状腺组织相同的结节。

3.3.74 冷结节 cold nodule
在甲状腺静态显像中，无显像剂摄取或明显低于周围正常甲状腺组织的结节。

3.4 咽喉–头颈畸形

3.4.1 鼻咽囊肿 rhinopharyngocele
咽囊感染及腺样体中央隐窝阻塞所致的囊肿。

3.4.2 咽中线隐窝囊肿 cyst of pharyngeal median line recess
胚胎时期咽中线隐窝中线合拢时在腺样体内形成的囊肿。

3.4.3 垂体囊肿 hypophyseal cyst
由垂体组织或鼻咽垂体遗留组织发生的囊肿。位于鼻咽顶部中线、腺样体上缘。

3.4.4 鼻咽粘连 nasopharyngeal adhesion
各种原因导致的软腭及腭咽弓与鼻咽后壁的瘢痕粘连。

3.4.5 鼻咽闭锁 nasophryngeal atresia
先天或后天原因导致的口咽和鼻咽间的通道

完全闭锁。

3.4.6 腭裂 cleft palate

在腭形成过程中，由于左、右外侧腭突未能在中线正常融合引起的切牙孔至腭垂间的矢状裂隙。

3.4.6.1 软腭裂 cleft soft palate

一种先天性口腔颌面畸形。软腭未完全闭合形成的裂隙，有时只限于腭垂。

3.4.6.2 软硬腭裂 cleft soft and hard palate

腭裂裂隙累及软腭及部分硬腭，常同时伴有单侧不完全性唇裂。

3.4.6.3 单侧完全腭裂 unilateral complete cleft palate

腭裂裂隙自腭垂至切牙孔完全裂开，并斜向外侧直抵牙槽突，与牙槽裂相连。

3.4.6.4 双侧完全腭裂 bilateral complete cleft palates

软腭及硬腭完全裂开，裂隙在侧切牙部向两侧裂开，常伴有双侧完全唇裂。

3.4.6.5 腭垂裂 staphyloschisis

局限于腭垂的裂隙，未达软腭及硬腭，一般不影响咽的生理功能。

3.4.6.6 腭隐裂 occult cleft palate

软腭肌肉在中线部位中断，硬腭有骨缝，但表面黏膜未裂开。

3.4.7 隐性唇裂 occult cleft lip

唇部皮肤和黏膜完好，但其下方肌层未能联合，致裂侧表现为浅沟状凹陷及唇峰分离等的畸形。

3.4.8 腭咽闭合不全 velopharyngeal incompetence

由软腭或咽壁病变导致的腭咽不能正常闭合。表现为发音障碍、开放性鼻音和吞咽困难。

3.4.9 咽闭锁 pharyngeal atresia

由软腭、腭咽弓、舌根等结构与咽后壁粘连导致的咽腔闭锁。

3.4.10 咽憩室 pharyngeal diverticulum

咽黏膜和黏膜下层组织向外膨出形成的囊袋状结构。

3.4.11 咽狭窄 pharyngeal stenosis

各种原因导致的咽腔持续性缩窄或闭锁的疾病，可引发呼吸道、吞咽及发音功能障碍。

3.4.12 腭垂过长 elongated uvula

腭垂长度异常延长，其末端接触舌面并引发临床症状的疾病。

3.4.13 茎突过长 elongated styloid process

茎突长度超过其平均值。可刺激邻近血管、神经引起咽部异物感、咽痛或反射性耳痛和头颈部痛等症状。常见于成年人。

3.4.14 巨舌症 macroglossia

舌组织增生和水肿引起舌体肿大，影响呼吸、发音及吞咽等生理功能的疾病。

3.4.15 先天性舌根囊肿 congenital lingual cyst

甲状舌管发育异常导致的囊肿。位于舌骨上舌盲孔处。

3.4.16 先天性喉闭锁 congenital atresia of larynx

胚胎期因喉发育过程受阻，未形成喉腔的畸形。

3.4.17 先天性喉裂 congenital cleft larynx

喉发育异常导致的喉后部中线处出现的先天性缺损。

3.4.18　先天性喉蹼　congenital laryngeal web

胚胎发育异常导致的在双侧声带间形成的先天性膜状物。

3.4.19　先天性声带发育不良　congenital dysplasia of vocal cord

胚胎发育异常导致的声带解剖结构发育异常或缺如。

3.4.20　先天性声带沟　congenital vocal sulcus

喉发育异常导致的位于声带表面近声带边缘的纵行沟状凹陷。

3.4.20.1　生理性声带沟　physiologic sulcus

以声带上皮略凹陷但固有层正常且声带振动及声门闭合不受影响为主要特征的声带沟。属于Ⅰ型声带沟。

3.4.20.2　病理性声带沟　pathological sulcus

以声带固有层发育障碍、声带黏膜下层消失，导致声带僵硬、声带振动中断或消失为主要特征的声带沟。属于Ⅱ型和Ⅲ型声带沟。

3.4.21　先天性声门下狭窄　congenital subglottic stenosis

发育异常导致的声门下腔狭小。可引起喉阻塞。

3.4.22　先天性小喉　congenital small larynx

新生儿声门前后径小于5mm、后端横径小于3mm的解剖异常。

3.4.23　先天性喉血管瘤　congenital laryngeal hemangioma

发生在喉部的先天性脉管源性肿瘤。

3.4.24　先天性喉软骨畸形　congenital malformation of laryngeal cartilage

出生后即发现的喉部软骨畸形。重者可引起喉喘鸣或吸气性呼吸困难。

3.4.25　喉软骨软化　laryngomalacia

喉软骨发育不良引起呼吸时出现喉喘鸣的一种疾病。常发生于出生后不久，随着年龄增长，喉软骨逐渐发育，喉喘鸣也逐渐消失。

3.4.26　先天性喉囊肿　congenital laryngocele

胚胎发育异常导致的喉部囊肿。

3.4.26.1　先天性喉小囊囊肿　congenital saccules of larynx

喉室小囊膨胀扩大并充满黏液所致的囊肿。不与喉腔相通。

3.4.26.2　喉黏液囊肿　laryngeal mucocele

炎症刺激引起喉部黏膜下黏液腺管阻塞所形成的囊肿。少数为发育期黏液腺管阻塞后腺腔扩张。最常见于会厌舌面。

3.4.26.3　喉脓囊肿　laryngopyocele

喉部囊肿内积液并发感染化脓者。

3.4.27　喉下垂　laryngoptosis

先天发育异常导致的喉位置低，第一气管环下垂至胸骨上缘平面的一种先天性畸形。

3.4.28　喉室脱垂　prolapse of laryngeal ventricle

喉室黏膜炎性水肿或肥厚，自喉室脱出的现象。

3.4.29　会厌分叉　bifid epiglottis

会厌呈蛇舌形分叉的畸形。胚胎第5周时，第三、四鳃弓未能自两侧向中线生长融合而形成。

3.4.30　会厌缺失　absent epiglottis

先天性会厌未发育的解剖异常。

3.4.31　声带黏膜桥　mucosal bridge of vocal fold

声带振动缘表面黏膜与其下黏膜下层分离，形成与声带游离缘平行的纵向黏膜带。

3.4.32　类脂蛋白沉积症　lipoid proteinosis

透明样物质沉积，伴有特殊皮肤、黏膜损害的常染色体隐性遗传病。喉部累及喉黏膜，包括声带、杓会厌襞及会厌，表现为声带浸润增厚、边缘不齐或会厌增厚，杓间区可见增生物突出。眼睑部还可伴有特征性半透明念珠样丘疹性表现。成年后不再进展，大多预后良好。

3.4.33 喉气管狭窄 laryngotracheal stenosis
各种原因引起的喉部及颈段气管瘢痕组织形成，使喉及气管腔狭窄甚至闭锁，从而出现呼吸和发音功能障碍。

3.4.33.1 声门狭窄 glottic stenosis
各种原因引起的声门区域持续性腔隙缩窄，可引起呼吸、发声及吞咽功能障碍。

3.4.33.2 声门后部狭窄 posterior glottic stenosis
发生于声门后联合区域的持续性瘢痕粘连或纤维化缩窄。可导致声门横截面积显著减小，引发呼吸、发声及吞咽功能障碍。

3.4.33.3 声门上狭窄 supraglottic stenosis
发生于喉部声门以上区域的持续性腔隙缩窄。可导致气流通过受阻，引发呼吸、吞咽或发声功能障碍。

3.4.33.4 声门下狭窄 subglottic stenosis
各种原因引起的喉腔声门下区持续性气道缩窄，以管腔横截面积减小为特征。可引发呼吸困难甚至危及生命。

3.4.33.5 声门前部狭窄 anterior glottic stenosis
发生于声门前联合区域的瘢痕粘连或纤维化缩窄。可导致声门水平气道横截面积减小，引发呼吸受限及声音嘶哑。

3.4.34 气管蹼 tracheal web
气管腔内形成的隔膜。隔膜中央部分有裂孔，可造成气管狭窄。

3.4.35 气管闭锁 tracheal atresia
气管发生中因上皮细胞过度增生却不发生凋亡导致的气管管腔未能生成。

3.4.36 食管闭锁 esophageal atresia
食管管腔建立受阻造成的管腔消失。

3.4.37 先天性食管囊肿 congenital esophageal cyst
发生在食管肌层的先天性囊性包块。常对纵隔内组织造成压迫。

3.4.38 环咽肌切迹 cricopharyngeal bar
食管入口处环咽肌肥大或异常收缩所致的形态改变。钡剂造影时可见食管入口处的背侧有一光滑切迹。

3.4.39 咽食管憩室 pharyngoesophageal diverticulum
发生于下咽近食管入口处的盲囊袋状结构。好发于下咽部后壁环咽肌薄弱部位。

3.4.40 食管憩室 diverticula of esophagus
食管壁局部缺陷导致的食管局限性膨出样改变。分为真性膨出性憩室和假性牵引性憩室。好发部位为咽与食管交界处、食管中段和食管下段的膈上部。

3.4.41 完全性颈瘘 complete fistula cervicalis
因颈窦闭合不全，开口于体表形成的开放完全的瘘管。

3.4.42 部分性颈瘘 partial fistula cervicalis
因颈窦闭合不全，开口于体表形成的开放不完全的瘘管。

3.4.43 鳃裂囊肿 branchial cleft cyst
胚胎发育过程中鳃弓和鳃裂未能正常融合及闭合不全而形成的囊肿。

3.4.44 鳃裂瘘管 branchial cleft fistula

第一至第四鳃裂闭合不全形成的与外界相通的先天性瘘管，内衬上皮，易反复感染，也可发生恶变。

3.4.44.1 第二鳃裂瘘 second branchial cleft fistula

由胚胎期第二鳃裂残余组织发育异常形成的瘘管。外瘘口通常位于胸锁乳突肌前缘中下1/3交界处，内瘘口止于扁桃体窝。

3.4.44.2 第三鳃裂瘘 third branchial cleft fistula

由胚胎期第三鳃裂残余组织发育异常形成的瘘管。外瘘口一般位于胸锁乳突肌前缘下段，瘘管多经颈阔肌深面，沿迷走神经越过舌下神经，在舌咽神经或茎突咽肌下方，绕过颈内动脉终止于梨状窝。

3.4.44.3 第四鳃裂瘘 forth branchial cleft fistula

由胚胎期第四鳃裂残余组织发育异常形成的瘘管。其穿过颈阔肌深部，沿颈动脉鞘下降到胸部再自锁骨下动脉或主动脉弓下方上升到颈部，内瘘口止于食管上端。

3.4.45 甲状舌管囊肿 thyroglossal duct cyst

胚胎甲状腺形成过程中甲状舌管退化不全，遗留在深部组织并产生分泌物积聚于组织内形成的囊肿。

3.4.46 甲状舌管瘘 thyroglossal duct fistula

胚胎甲状腺形成过程中甲状舌管退化不全或甲状舌管囊肿感染破溃形成的瘘管。

3.4.47 异位甲状腺 ectopic thyroid gland

在甲状腺正常位置以外出现的甲状腺组织。由胚胎时期部分或者全部甲状腺胚基未在甲状腺位置发育而成，以舌根部最为多见。

3.4.47.1 舌甲状腺 lingual thyroid gland

胚胎发育期甲状舌管部分或全部未下降，停留在舌盲孔处发育形成的甲状腺。

3.4.47.2 副甲状腺 accessory thyroid gland

甲状腺左、右侧叶附近独立存在的甲状腺组织。较少见。

3.4.47.3 迷走甲状腺 aberrant thyroid gland

胚胎发育异常引起的解剖位置变异的甲状腺。颈前正常位置无甲状腺，多位于舌根部、纵隔上部等处。

3.5 咽喉–头颈外伤

3.5.1 咽部创伤 pharyngeal trauma

各种原因导致的咽部组织器官损伤。

3.5.1.1 开放性咽创伤 external trauma of pharynx

咽腔与外界直接相通的创伤。

3.5.1.2 闭合性咽创伤 internal trauma of pharynx

各种原因导致的咽部黏膜下淤血、血肿及肌层不规则撕裂或穿孔，但不与外界相通的创伤。

3.5.2 咽部烧伤 burn of pharynx

高热气体、液体或化学腐蚀剂所致的咽部外伤。

3.5.3 喉外伤 injury of larynx

各种原因造成的喉部组织损伤。分为闭合性喉外伤和开放性喉外伤。

3.5.3.1 闭合性喉外伤 closed injury of larynx

喉部接触较钝物体或间接暴力所致的损伤。颈部皮肤及软组织无伤口，轻者仅有颈部软组织损伤，重者可发生喉软骨移位、骨折，喉黏软骨膜损伤和喉黏膜下血肿。

3.5.3.2 开放性喉外伤 open injury of larynx
颈部皮肤与软组织破裂、有伤口与喉腔相通的喉外伤。可伤及喉软骨及软骨间筋膜，包括切伤、刺伤及裂伤等。

3.5.4 喉部与呼吸道烧伤 burn of larynx and respiratory tract
物理因素或化学物质引起的喉、气管、支气管黏膜烧伤。可导致局部充血、水肿甚至组织坏死等病变。

3.5.5 喉腐蚀伤 corrosive injury of larynx
由于吞咽或吸入各种化学腐蚀剂引起的喉部损伤。

3.5.6 喉插管损伤 injury of larynx during intubation
经口、经鼻行气管插管术造成的喉组织机械性损伤。

3.5.7 声带溃疡 ulcer of vocal cord
各种原因导致的声带黏膜损伤，上皮剥脱并继发感染而形成的溃疡。

3.5.8 声带突肉芽肿 granuloma of vocal process
声带突处黏膜溃疡形成后，炎症细胞及浆细胞浸润，大量成纤维细胞及血管内皮细胞增生而形成的肉芽肿。

3.5.9 喉异物 foreign body in larynx
误吸异物嵌顿于喉腔导致的疾病。多发生于学龄前儿童，极易致喉阻塞。

3.5.10 食管腐蚀伤 caustic injury of esophagus
吞服各种化学腐蚀剂引起的食管浅层或深层腐蚀伤。

3.5.10.1 腐蚀性食管炎 corrosive esophagitis
吞服各种化学腐蚀剂引起的食管黏膜炎性病变。

3.5.11 食管穿孔 esophageal perforation
各种原因造成的食管壁穿透性损伤。易发生于食管生理性狭窄处。

3.5.12 自发性食管破裂 spontaneous rupture of esophagus
非外伤性的食管全层破裂。常由食管内压突然增高引起，主要表现为剧烈的恶心、呕吐，之后出现烧灼样、撕裂样胸痛。内镜下可见食管全层裂口。

3.5.13 颈部皮下气肿 cervical subcutaneous emphysema
各种原因导致的空气进入颈部软组织而形成的颈部间隙内积气。

3.6 咽喉–头颈炎性疾病

3.6.1 急性鼻咽炎 acute nasopharyngitis
鼻咽部黏膜、黏膜下层和淋巴组织的急性炎症。表现为鼻腔后部灼热疼痛感。可由病毒或细菌感染引起。

3.6.2 急性腺样体炎 acute adenoiditis
腺样体受细菌或病毒感染引起的急性炎症。常和上呼吸道感染、咽炎、扁桃体炎同时发生。多发生于儿童。

3.6.3 腺样体肥大 adenoidal hypertrophy
腺样体因炎症反复刺激而发生病理性增生，并引起相应症状的疾病。多见于儿童。

3.6.4 慢性鼻咽炎 chronic nasopharyngitis
鼻咽部黏膜、黏膜下层和淋巴组织的慢性炎症。

3.6.5　鼻咽脓肿　abscess of nasopharynx

发生于鼻咽部黏膜或深层组织的局限性脓肿。多由咽囊感染、化脓性炎症进展或邻近组织感染扩散引发。

3.6.6　鼻咽结核　tuberculosis of nasopharynx

结核分枝杆菌感染鼻咽部引起的特异性炎症。

3.6.7　急性咽炎　acute pharyngitis

各种病原体引起的咽部黏膜、黏膜下层及其淋巴组织的急性炎症。

3.6.8　咽结膜热　pharyngoconjunctival fever

病毒感染引起的以发热、咽炎、结膜炎为特点的上呼吸道感染。

3.6.9　疱疹性咽炎　pharyngitis herpetica

由疱疹病毒引起的咽部和口腔黏膜的急性感染。

3.6.10　咽峡炎　isthmitis

各种病原体引起的咽峡部的急慢性炎性病变。

3.6.11　樊尚咽峡炎　Vincent angina

由梭形杆菌及樊尚螺旋体感染导致的亚急性扁桃体炎。特征为明显的局限性炎性反应和溃疡形成。表现为单侧咽痛明显，一侧扁桃体和咽峡覆有灰色或黄色假膜，擦去后可见下面有溃疡。全身症状不明显，牙龈常见类似病变。1898年由法国学者樊尚（Vincent）首次报道。

3.6.12　咽后脓肿　retropharyngeal abscess

咽后间隙的化脓性炎症。分为急性和慢性两型。

3.6.13　咽后间隙化脓性淋巴结炎　suppurative lymphadenitis of retropharyngeal space

由金黄色葡萄球菌或链球菌等化脓菌沿淋巴管侵入咽后间隙淋巴结所引起的急性化脓性炎症。多继发于口、咽、鼻腔及鼻窦等化脓性感染病灶。

3.6.14　咽后间隙淋巴结结核　lymph node tuberculosis of retropharyngeal space

结核分枝杆菌感染咽后间隙淋巴结所致的特异性炎症。多由全身性结核累及。轻者可无症状，重者可伴低热及慢性中毒症状。咽后间隙淋巴结增大、较硬、无痛，互不粘连，可以移动。可形成咽后间隙冷脓肿。

3.6.15　咽旁间隙感染　infection in parapharyngeal space

发生于咽旁间隙的感染性炎症。多由邻近组织或器官炎症扩展而来，或由咽部外伤、异物等引起。

3.6.16　咽旁脓肿　parapharyngeal abscess

咽旁间隙的化脓性炎症所形成的脓肿。

3.6.17　舌根脓肿　lingual root abscess

舌根部组织间隙化脓性炎症或舌根囊肿继发感染形成的脓肿。

3.6.18　急性扁桃体炎　acute tonsillitis

各种病原体引起的腭扁桃体的一种非特异性急性炎症。

3.6.19　扁桃体脓肿　abscess of tonsil

发生于扁桃体实质内的脓肿。

3.6.20　扁桃体周围脓肿　peritonsillar abscess

发生于扁桃体周围间隙内的化脓性炎症。早期发生蜂窝织炎，继之形成脓肿。

3.6.21　慢性咽炎　chronic pharyngitis

发生于咽部黏膜、黏膜下层及淋巴组织的慢性炎症。常为上呼吸道慢性炎症的一部分。

3.6.21.1　慢性感染性咽炎　chronic infective pharyngitis

病原微生物感染导致的咽部黏膜及黏膜下组织的慢性炎症。

3.6.21.2　慢性反流性咽炎　chronic reflux pharyngitis

咽喉反流引起的咽部黏膜及黏膜下组织的慢性炎症。

3.6.21.3　慢性单纯性咽炎　chronic simple pharyngitis

由上呼吸道感染或长期理化刺激造成的咽部黏膜慢性卡他性炎症。病理特征为黏膜充血，小血管扩张，黏膜下结缔组织增生，黏液腺肿大，黏液性分泌物增多，血管周围淋巴细胞浸润。

3.6.21.4　慢性肥厚性咽炎　chronic hypertrophic pharyngitis

咽黏膜的慢性炎症。病理表现为咽黏膜充血增厚，黏膜下有广泛的结缔组织及淋巴组织增生，黏液腺周围淋巴组织增生，咽后壁形成多个颗粒状隆起。

3.6.21.5　慢性萎缩性咽炎　chronic atrophic pharyngitis

以咽部腺体和黏膜萎缩为主要病理变化的咽部炎症。患者自觉咽部干燥，有时可咳出带臭味的痂皮。可见咽黏膜干燥，萎缩变薄，色苍白且发亮，咽后壁黏膜上常有黏稠的黏液。

3.6.21.6　慢性变应性咽炎　chronic allergic pharyngitis

由免疫应答引起的发生于咽部黏膜的Ⅰ型变态反应性病变。可单独存在，也可作为呼吸道变应性疾病的一部分。表现为咽痒、紧缩感、刺激性干咳。检查见咽部黏膜水肿，水样分泌物增多。

3.6.22　干燥性咽炎　pharyngitis sicca

黏液腺黏液分泌减少，导致咽部黏膜干燥的慢性炎症。临床表现为咽部不适、异物感等。

3.6.23　咽角化症　keratosis of pharynx

咽部淋巴组织上皮细胞过度角化的表现。多发生于腭扁桃体和舌扁桃体，以及咽后壁与咽侧索淋巴组织。

3.6.24　咽异感症　globus hystericus，globus pharyngicus syndrome

以咽部异物感为主要症状的疾病。多见于女性，进食时消失，常由精神因素诱发，需排除器质性病变。

3.6.25　慢性扁桃体炎　chronic tonsillitis

扁桃体的持续性感染性炎症。多由急性扁桃体炎反复发作或腭扁桃体隐窝引流不畅，隐窝内细菌、病毒感染导致。

3.6.25.1　病灶性扁桃体炎　focus tonsillitis

慢性扁桃体炎继发全身性病变，如低热、风湿性关节炎、心肌炎、肾炎、虹膜炎及脓毒血症等。

3.6.26　扁桃体结核　tonsillar tuberculosis

结核分枝杆菌侵及扁桃体引起的特异性炎症。

3.6.26.1　隐性扁桃体结核　recessive tonsilla tuberculosis

结核分枝杆菌感染腭扁桃体但不引起相应症状及体征，常因其他适应证而行扁桃体切除后，在对标本作常规的病理学检查时方发现。

3.6.27　扁桃体角化症　tonsilla cutinization

扁桃体隐窝口上皮过度角化的表现。出现白色尖形沙粒样物，触之坚硬，附着牢固，不易擦拭掉。

3.6.28　腭扁桃体肥大　hypertrophy of tonsils

腭扁桃体组织的生理性或病理性增生。常超过腭舌弓，可引起睡眠呼吸、吞咽及言语等功能障碍。

3.6.29　慢性舌扁桃体炎　chronic lingual tonsillitis

舌扁桃体炎反复急性发作引起的慢性炎症。

3.6.30 缺铁性吞咽困难综合征 sideropenic dysphagia syndrome
由于长期铁缺乏，咽喉部黏膜萎缩，使环状软骨后区形成蹼状物，从而导致吞咽困难的综合征。

3.6.31 喉痉挛 laryngeal spasm
喉部肌肉反射性痉挛性收缩，使声带内收，声门部分关闭或完全关闭，从而导致不同程度呼吸困难的表现。

3.6.32 急性会厌炎 acute epiglottitis
各种原因引起的会厌急性炎症。起病急，发展快，易引起喉梗阻。

3.6.33 会厌脓肿 abscess of epiglottis
会厌舌面化脓性炎症引起的脓肿。会厌肿胀呈球形，严重者可影响呼吸和吞咽。

3.6.34 喉水肿 laryngeal edema
各种原因引起的喉黏膜下组织水肿。

3.6.35 急性喉炎 acute laryngitis
各种原因引起的喉黏膜急性炎症。

3.6.36 小儿急性喉炎 acute laryngitis in children
小儿喉部的黏膜急性炎症。易出现声带水肿和声门下区黏膜及黏膜下层肿胀。表现为犬吠样咳嗽，易发生呼吸困难。

3.6.37 喉白喉 diphtheria laryngis
由白喉棒状杆菌引起的一种急性呼吸道传染病。以发热、憋气、声音嘶哑、犬吠样咳嗽、咽喉部出现白色假膜为特征。严重者全身中毒症状明显，可并发心肌炎和周围神经麻痹。

3.6.38 急性喉气管支气管炎 acute laryngotracheobronchitis
累及喉、气管及支气管黏膜的急性弥漫性炎症。好发于儿童，常在病毒感染的基础上继发细菌感染。起病急，病情严重。

3.6.39 急性纤维蛋白性喉气管支气管炎 acute fibrinous laryngotracheobronchitis
由病毒感染继发细菌感染引起的喉、气管、支气管黏膜的严重急性化脓性炎症，可原发或在急性喉气管支气管炎的基础上进一步发展。

3.6.40 喉软骨膜炎 perichondritis of larynx
发生于喉软骨膜及其间隙的炎性病变。急性及原发性较少见，以慢性及继发性居多。

3.6.41 喉结核 laryngeal tuberculosis
结核分枝杆菌侵及喉部引起的特异性炎症。临床表现为喉部疼痛、声音嘶哑等。

3.6.42 喉脓肿 laryngeal abscess
喉部化脓性炎症后继发的脓肿。

3.6.43 环杓关节固定 cricoarytenoid arthrokleisis
多种原因导致的环杓关节运动受限或固定。

3.6.44 慢性喉炎 chronic laryngitis
发生于喉部的慢性弥漫性炎症。主要表现为声音嘶哑。

3.6.44.1 慢性单纯性喉炎 chronic simple laryngitis
发生于喉黏膜的非特异性慢性炎症。主要表现为声音嘶哑，重者可有失声。可伴有喉不适、异物感及干咳。检查可见喉黏膜慢性弥漫性充血，声带变厚，声门闭合不良，声门可有黏液丝。

3.6.44.2 慢性肥厚性喉炎 chronic hypertrophic laryngitis
以喉黏膜增厚、纤维组织增生等为主要表现的非特异性炎症。多由慢性单纯性喉炎转化而来。表现为喉部不适、疼痛，声音嘶哑显著而咳嗽较轻。检查可见喉黏膜慢性弥漫性充血、肥厚；声带表面粗糙不平，可有结节状突起，声带闭合不良；室带肥厚，可部分遮挡声带。

3.6.44.3 慢性萎缩性喉炎 chronic atrophic laryngitis

因喉黏膜及黏液腺萎缩，分泌减少所致的喉部萎缩性炎症。表现为喉部干燥不适、异物感、胀痛，声音嘶哑，阵发性咳嗽，以晨起为重。检查见喉黏膜充血、发干，喉腔增宽，有黄绿色脓痂覆于声带后端、杓间区及室带等处。

3.6.45 干燥性喉炎 laryngitis sicca

一种以喉部干燥感和声音嘶哑为主要症状的喉黏膜慢性炎性疾病。与脱水、空气干燥、张口呼吸及抗组胺类药物的应用相关，可引发黏膜刺激、咳嗽，导致轻度的炎性反应。

3.6.46 血管性声带炎 vascular vocal corditis

以声带血管扩张或黏膜下出血为主要特征的声带炎性病变。多由用嗓过度或发音不当引起。喉镜检查可见三种类型：血管扩张型、类血管瘤型和黏膜下出血型。

3.6.47 环杓关节炎 cricoarytenoid arthritis

发生于环杓关节的急、慢性炎症。多为非感染性，成人多见。患者多有风湿性关节炎、类风湿关节炎或痛风等病史，常为全身关节病变的一部分。

3.6.48 喉息肉 polyp of larynx

发生于喉部的息肉样组织。好发于声带游离缘前中1/3交界处，也可发生于喉部其他结构。

3.6.48.1 声带息肉 polyp of vocal cord

发生于声带、表面光滑的息肉样组织。多见于声带前中部边缘。常为用嗓过度或发音不当所致。主要症状为声音嘶哑。

3.6.49 声带小结 vocal nodule

发生于一侧或两侧声带边缘前中1/3交界处的结节样增生。常为长期用嗓过度或发音不当所致。主要症状为声音嘶哑。

3.6.50 喉白斑 laryngeal leukoplakia

发生于喉黏膜的白色斑或斑片状改变。偶有红色病变，范围往往局限于声带，病灶隆起或平坦，表面光滑或粗糙，边界往往较清晰。病理表现各异，有呈炎症改变或鳞状上皮增生、不同级别的异型增生、原位癌，甚至癌变。

3.6.51 颈部急性蜂窝织炎 cervical acute cellulitis

发生于颈部疏松结缔组织的急性弥漫性化脓性炎症。致病菌主要是溶血性链球菌，其次是金黄色葡萄球菌，少数为厌氧菌。可通过皮肤或软组织损伤后感染引起，也可通过局部化脓性感染灶直接扩散或经淋巴、血液传播引起。

3.6.52 颈部筋膜间隙感染 cervical interfascial space infection

发生于颈部筋膜间隙的感染性炎症。包括扁桃体周围脓肿、咽后脓肿、咽旁脓肿、口底蜂窝织炎等。

3.6.53 化脓性颈淋巴结炎 suppurative cervical lymphadenitis

发生于颈部淋巴结的化脓性炎症。多由上呼吸道感染或损伤引起。常见为下颌下淋巴结炎，其次为颈深上淋巴结炎。

3.6.54 下行性坏死性纵隔炎 descending necrotic mediastinitis

由颈深部化脓性炎症经颈部筋膜间隙下行引起的纵隔化脓性炎症。

3.6.55 腮腺脓肿 parotid abscess

发生于腮腺的化脓性炎症。可由全身性感染或传染病引起。局部病变表现为腮腺肿大，皮肤发红，皮温增高，明显压痛，扪之较硬。口内腮腺导管口红肿，分泌减少，病变后期挤压腺体可有淡黄色黏稠的脓性分泌物溢出。

3.6.56 颈淋巴结结核 cervical lymphoid tuberculosis

结核分枝杆菌侵及颈部淋巴结引起的特异性炎症。是最常见的淋巴结结核类型。

3.6.57 舌骨综合征 hyoid symdrome

一侧或双侧舌骨大角区疼痛，伴咽、面、耳等多部位疼痛的综合征。

3.6.58 茎突舌骨综合征 stylohyoid syndrome

舌骨综合征合并有茎突舌骨韧带钙化。茎突末端刺激或压迫邻近血管、神经及肌肉等结构并引发相应症状。

3.6.59 急性化脓性甲状腺炎 acute suppurative thyroiditis

急性化脓性感染引起的甲状腺炎。常由梨状窝瘘感染引起。

3.6.60 亚急性甲状腺炎 subacute thyroiditis

病毒感染后发生变态反应导致的甲状腺非化脓性炎症。发病较急，病程明显长于急性甲状腺炎、短于慢性淋巴细胞性甲状腺炎。

3.6.61 慢性纤维性甲状腺炎 chronic fibrous thyroiditis

一种以甲状腺纤维硬化性病变为主要特征的甲状腺炎。病因不明，临床早期症状不明显，甲状腺功能正常，晚期甲状腺功能低下，增生的纤维瘢痕组织压迫邻近结构可引起声音嘶哑、呼吸及吞咽困难等症状。

3.6.62 慢性淋巴细胞性甲状腺炎 chronic lymphocytic thyroiditis

机体免疫功能异常，产生针对甲状腺滤泡上皮细胞抗原组分的自身抗体，导致的甲状腺组织损害及功能障碍。

3.6.63 干燥综合征 sicca syndrome

主要累及外分泌腺的慢性炎性自身免疫性疾病。多见于45～55岁的女性。临床上常累及涎腺和泪腺，表现为口眼干燥。尚有其他外分泌腺及腺体外其他器官受累而出现多系统损害的症状。可分为原发性和继发性。

3.7 咽喉–头颈神经源性疾病

3.7.1 咽肌麻痹 pharyngolysis

中枢或周围性神经损伤导致支配咽肌的咽丛神经功能障碍。主要包括软腭麻痹和咽缩肌麻痹。

3.7.1.1 软腭麻痹 paralysis of soft palate

软腭失神经支配后发生的功能障碍。可分为中枢性和周围性麻痹两种，可合并其他神经麻痹，单侧软腭麻痹可无临床症状。双侧软腭麻痹则症状明显，由于软腭不能上举，鼻咽不能闭合，说话时出现开放性鼻音，吞咽时食物易向鼻咽、鼻腔反流，偶可经咽鼓管流入中耳；患者不能做吸吮、吹哨或鼓气等动作。

3.7.1.2 咽缩肌麻痹 myoparesis of pharyngeal constrictor

咽缩肌失神经支配后发生的功能障碍。极少单独发生，常与其他肌群的麻痹同时出现。

3.7.2 咽肌痉挛 pharyngismus

以软腭、咽缩肌等咽喉部肌肉不自主、有节律或强直性收缩为特征的疾病。

3.7.3 舌咽神经痛 glossopharyngeal neuralgia

在舌、咽部及耳深部出现的反复发作的阵发性剧痛。可继发于各种舌咽神经周围的肿瘤、椎动脉硬化、动脉瘤、炎症、感染、损伤等。

3.7.4 环咽肌失弛缓症 achalasia of cricopharyngeus

环咽肌处于紧缩状态，失去松弛能力，导致食物或液体通过食管入口困难，引起的吞咽功能障碍。

3.7.5 喉神经麻痹 laryngeal never paralysis

喉的运动或感觉神经受到损害时引起的喉肌运动异常或感觉障碍。

3.7.5.1 混合性喉神经麻痹 mixing laryngeal nerve paralysis

喉返神经及喉上神经全部麻痹导致的功能障碍。常见于颈部外伤、手术损伤。

3.7.5.2 喉上神经麻痹 superior laryngeal nerve paralysis

喉上神经损伤引起的功能障碍。常见症状为音调减低，音域变窄，音量减弱，发音易疲劳，可有声音嘶哑伴气息声等。检查可见患侧声带张力减弱，呈弓形或松弛，边缘呈波浪形，但外展、内收仍正常。

3.7.5.3 喉返神经麻痹 recurrent laryngeal nerve paralysis

喉返神经损伤引起的功能障碍。其所支配的喉内肌麻痹从而出现声带运动障碍，声音嘶哑，发音易疲劳，重者有呼吸困难；同时喉感觉麻痹可引起呛咳。

3.7.5.4 中枢性喉麻痹 central laryngeal paralysis

中枢病变导致的喉运动及感觉功能障碍。

3.7.5.5 周围性喉麻痹 peripheral laryngeal paralysis

喉返神经或迷走神经离开颈静脉孔至分出喉返神经之前任何部位的病变所引起的喉麻痹。

3.7.6 小儿喉痉挛 infantile laryngeal spasm

儿童喉肌痉挛性疾病。常于夜间突发呼吸困难和吸气性喉喘鸣，伴手足乱动，冷汗淋漓，面色苍白或青紫，口唇发绀，似有窒息的危险，但深呼吸后症状可消失。发作持续时间短，可多次发作。

3.7.7 霍纳综合征 Horner syndrome

一种由眼交感神经受损引起的眼球内陷、睑裂变小、瞳孔缩小、面部少汗或无汗等表现的综合征。既可是中枢（下丘脑到C_8～T_2脊髓的交感通路）受损，也可是周围神经（包括颈交感链、颈上神经节及颈动脉的交感丛）损害。由瑞士学者霍纳（Horner）于1869年首次报道。

3.8 咽喉–头颈良性肿瘤及其他疾病

3.8.1 鼻咽纤维血管瘤 angiofibroma of nasopharynx

发生于鼻咽部的由致密结缔组织、大量弹性纤维和血管组成的局部侵袭性间叶性肿瘤。主要发生于青年男性。

3.8.2 舌根腺瘤 adenoma of lingual root

发生在舌根的由腺上皮增生形成的良性肿瘤。发展缓慢，形成局限性结节，表面呈息肉状或乳头状。

3.8.3 喉淀粉样变 amyloidosis of larynx，amyloid tumor of larynx

喉黏膜下层组织中出现不溶性淀粉样蛋白质浸润的病变。主要症状是声音嘶哑、干燥感和刺激性咳嗽。检查可见声带、喉室或声门下区淡黄色肿块。可呈弥漫性黏膜下浸润，可导致喉腔狭窄。

3.8.4 喉乳头状瘤 papilloma of larynx

原发于喉，以上皮组织高度增生、鳞状上皮向外过度生长形成乳头，中心有疏松而富有脉管的结缔组织为特征的上皮源性肿瘤。

3.8.4.1 幼年型喉乳头状瘤 juvenile laryngeal papilloma

发生在儿童的喉乳头状瘤。多见于7岁以前，更集中于4岁以前，术后易复发，随年龄增长疾病有自限趋势。

3.8.4.2 成人型喉乳头状瘤 adult onset laryngeal papilloma

发生在成人的喉乳头状瘤。有恶变倾向。

3.8.5 喉腺瘤 adenoma of larynx

原发于喉黏膜腺体的良性肿瘤。

3.8.6 喉纤维瘤 fibroma of larynx

原发于喉、由分化良好的皮下结缔组织构成的肿瘤。

3.8.7 喉血管瘤 hemangioma of larynx

喉黏膜下组织内的血管增生、扩张并充满血液而形成的良性肿瘤。有毛细血管瘤及海绵状血管瘤两种类型。

3.8.8 喉软骨瘤 chondroma of larynx

起源于喉软骨组织的良性肿瘤。

3.8.9 喉神经鞘瘤 neurilemmoma of larynx

起源于喉部神经鞘膜中施万细胞的单发良性肿瘤。

3.8.10 喉神经纤维瘤 neurofibroma of larynx

原发于喉，由神经鞘细胞、神经束膜样细胞、成纤维细胞及移形细胞混合组成的良性肿瘤。较少见，多单发，也可伴发全身性神经纤维瘤病。

3.8.11 喉淋巴管瘤 lymphangioma of larynx

喉部淋巴管发育畸形所形成的一种良性肿瘤。儿童及青少年常见，多见于会厌、喉室及杓会厌襞等处。

3.8.12 涎腺多形性腺瘤 pleomorphic adenoma of salivary gland

原发于涎腺，由上皮细胞和变异的肌上皮细胞组成的一种良性肿瘤。常混有黏液样或软骨样间质成分，易复发，可恶变。多发于腮腺，少数见于颌下腺。

3.8.12.1 腮腺多形性腺瘤 pleomorphic adenoma of parotid gland

原发于腮腺的多形性腺瘤。表现为腮腺区无痛性肿块，多混有纤维、黏液和软骨样其他组织成分。

3.8.12.2 颌下腺多形性腺瘤 pleomorphic adenoma of submaxillary gland

原发于颌下腺的多形性腺瘤。表现为颌下三角区无痛性圆形或椭圆形肿块，表面光滑或呈结节状。

3.8.12.3 舌下腺多形性腺瘤 pleomorphic adenoma of sublingual gland

原发于舌下腺的多形性腺瘤。表现为舌下区无痛性肿块，生长缓慢，病程较长。

3.8.12.4 小涎腺多形性腺瘤 pleomorphic adenoma of minor salivary gland

小涎腺来源的多形性腺瘤。表现为小涎腺分布区无痛性肿块，生长缓慢，病程较长。

3.8.13 单形性腺瘤 monomorphic adenoma

以组织形态单一、肿瘤上皮与间质有基底膜存在、缺乏黏液软骨性组织为特征的来源于涎腺上皮的腺瘤。

3.8.14 沃辛瘤 Warthin tumor

由上皮和淋巴样成分构成的良性肿瘤。主要位于腮腺，可多发，与吸烟有关。

3.8.15 肌上皮瘤 myoepithelioma

由具肌上皮分化特点的细胞构成的良性涎腺肿瘤。

3.8.16 基底细胞腺瘤 basal cell adenoma

以基底细胞样形态的肿瘤细胞为特征的良性肿瘤。缺乏黏液软骨样成分。

3.8.17 嗜酸性腺瘤 oxyphilic adenoma

来源于导管上皮或导管肌上皮细胞的一种少见的涎腺良性肿瘤。

3.8.18 管状腺瘤 canalicular adenoma

由管状或腺样结构构成、无明显乳头样结构的良性肿瘤。

3.8.19 舌下腺囊肿 sublingual gland cyst

发生于舌下腺的囊肿。是涎腺最常见的囊肿，多因炎症、损伤、涎石或其他因素使导管缩窄或阻塞，导致涎液不能排出而形成囊肿。

3.8.20 涎腺良性肥大 benign hypertrophia of salivary gland

一种非肿瘤性、非免疫性、呈慢性过程的涎腺疾病。多见于腮腺，临床表现为腮腺弥漫性肿大，柔软，常为双侧性；导管口无红肿，分泌物无异常。

3.8.21 良性淋巴上皮病 benign lymphoepithelial lesion

淋巴细胞弥漫性浸润泪腺和涎腺，同时腺体内肌导管上皮细胞反应性增生，即病变组织内同时有淋巴细胞与肌上皮细胞的一种良性病变。是一种自身免疫性疾病。

3.8.22 坏死性涎腺化生 necrotizing sialometaplasia

一种病因不明、有自愈倾向的涎腺良性病变。可见腺泡坏死，残存的导管及腺泡上皮增生并伴有鳞状上皮化生，周围有炎性反应及纤维组织增生。其临床和病理表现易被误认为恶性肿瘤。

3.8.23 地方性甲状腺肿 endemic goiter

由于地区环境碘缺乏造成机体碘摄入不足而发生的甲状腺肿大的疾病。

3.8.24 结节性甲状腺肿 nodular goiter

有一个或多个结节的甲状腺肿的病理表现。

3.8.25 毒性弥漫性甲状腺肿 toxic diffused goiter

一种伴甲状腺激素分泌增多的器官特异性自身免疫性疾病。

3.8.26 甲状腺功能亢进 hyperthyroidism

由于甲状腺激素合成和分泌增加，导致基础代谢增加和交感神经系统的兴奋性增加，甲状腺呈现高功能状态的疾病。

3.8.27 甲状腺功能减退 hypothyroidism

各种原因引起的血清甲状腺激素缺乏或对激素作用发生抵抗，导致以机体代谢及各系统功能减退为主要表现的疾病。

3.8.28 甲状腺腺瘤 thyroid adenoma

起源于甲状腺滤泡组织的一种良性肿瘤。大部分患者无任何症状，少数患者出现甲状腺功能亢进症状。

3.8.28.1 甲状腺高功能腺瘤 hyperfunctional adenoma of thyroid

出现甲状腺功能亢进症状的甲状腺腺瘤。其功能不受促甲状腺素调节。

3.8.29 甲状旁腺腺瘤 parathyroid adenoma

原发于甲状旁腺的良性肿瘤。以单发灶多见，常伴有甲状旁腺功能亢进。

3.8.30 甲状旁腺囊肿 parathyroid cyst

发生于甲状旁腺的囊肿。囊内壁被覆单层扁平主细胞或无细胞被覆，壁内可见小簇挤压的甲状旁腺组织、胸腺或鳃囊残留物。

3.8.31 甲状旁腺功能减退症 hypoparathyroidism
甲状旁腺分泌甲状旁腺素不足引起的代谢异常疾病。

3.8.32 原发性甲状旁腺功能亢进症 primary hyperparathyroidism
由甲状旁腺自身病变产生过量甲状旁腺素引起的疾病。表现为高钙血症等。

3.8.33 继发性甲状旁腺功能亢进症 secondary hyperparathyroidism
各种原因引起的长期低钙血症，使甲状旁腺代偿性增生肥大所致的甲状旁腺功能亢进的疾病。

3.9 咽喉–头颈恶性肿瘤

3.9.1 喉癌 laryngeal cancer，carcinoma of larynx
来源于喉黏膜上皮组织的恶性肿瘤。最常见的为鳞状细胞癌，多见于中老年男性。

3.9.1.1 声门上型喉癌 supraglottic carcinoma
发生于声门上区的喉癌。可见于喉前庭、会厌、杓会厌皱襞、室带和喉室等处。因淋巴血管丰富，病情发展快，淋巴结转移早，预后较差。

3.9.1.1.1 会厌癌 epiglottic carcinoma
原发于会厌的喉癌。是声门上型喉癌的一种，早期多无明显特异症状，晚期常累及声门上邻近结构或舌根区。易发生颈部淋巴结转移。

3.9.1.2 声门下型喉癌 subglottic carcinoma
发生于声带平面以下、环状软骨下缘以上部位的喉癌。因该区较为隐匿，不易在常规检查中发现。早期无症状，逐渐发生咳嗽、血痰。晚期由于声门下区被肿瘤堵塞，常有呼吸困难。

3.9.1.3 声门型喉癌 glottic carcinoma
发生于声门区的喉癌。早期不易发生颈淋巴结转移。主要症状为声音嘶哑。肿瘤增大堵塞气道可出现呼吸困难。

3.9.1.4 跨声门癌 transglottic carcinoma
原发于喉室的喉癌。跨越两个解剖区域即声门上区及声门区，癌组织在黏膜下浸润扩展，以广泛浸润声门旁间隙为特点。

3.9.2 喉咽癌 carcinoma of laryngopharynx
发生于喉咽部的上皮源性恶性肿瘤。可分为梨状窝癌、环后癌和下咽后壁癌。

3.9.2.1 梨状窝癌 pyriform fossa carcinoma
发生于梨状隐窝的喉咽癌。是喉咽癌最常见的类型，以鳞状细胞癌为主，中、低分化较多。起病隐匿，预后较差。

3.9.2.2 环后癌 postcricoid carcinoma
原发于环后区的喉咽癌。属于喉咽癌中少见的一种。就诊时多属晚期，预后较差。

3.9.2.3 下咽后壁癌 posterior hypopharyngeal wall carcinoma
发生于下咽后壁的喉咽癌。较少见，预后较差。

3.9.3 颈段食管癌 cervical esophageal carcinoma
发生于颈段食管的上皮源性恶性肿瘤。表现为进行性吞咽障碍。

3.9.4 气管造瘘口复发癌 stomal recurrence
咽、喉癌术后气管造口周围复发的恶性肿瘤。

3.9.5 甲状腺癌 thyroid carcinoma

发生于甲状腺的上皮源性恶性肿瘤。分为乳头状癌、滤泡状癌、髓样癌和未分化癌。除髓样癌外，绝大部分甲状腺癌起源于滤泡上皮细胞。

3.9.5.1 甲状腺乳头状癌 papillary thyroid carcinoma

起源于甲状腺上皮、以乳头形态为特征的一种分化较好的甲状腺癌。预后较好。

3.9.5.2 甲状腺滤泡状癌 follicular thyroid carcinoma

起源于甲状腺滤泡上皮细胞、以滤泡结构为主要组织特征的一种分化较好的甲状腺癌。

3.9.5.3 甲状腺髓样癌 medullary thyroid carcinoma

起源于甲状腺滤泡旁细胞的甲状腺癌。可分为散发型和家族型两类。分化差，肿瘤细胞排列成大的片状，无腺样结构，间质少，淋巴浆细胞浸润明显，预后不良。

3.9.5.4 甲状腺未分化癌 anaplastic thyroid carcinoma，undifferentiated thyroid carcinoma

起源于甲状腺上皮、分化差、浸润性生长明显的恶性肿瘤。组织学形态变异较多，常见的类型为梭形细胞型、巨细胞型或二者的混合型。预后差。

3.9.5.5 甲状腺微小癌 microcarcinoma of thyroid

直径＜1cm的甲状腺癌。多为乳头状微小癌。发病隐匿，多无症状，常由体检发现或偶然发现。

3.9.6 涎腺腺癌 adenocarcinoma of salivary gland

发生于涎腺的上皮源性恶性肿瘤。

3.9.6.1 涎腺黏液表皮样癌 mucoepidermoid carcinoma

以具有柱状、透明和嗜酸性粒细胞样特点的黏液细胞、中间细胞和表皮样细胞构成的涎腺上皮源性恶性肿瘤。

3.9.6.2 涎腺腺样囊性癌 adenoid cystic carcinoma of salivary gland

由上皮细胞和肌上皮细胞构成的、具有不同的形态学结构，包括管状、筛状和实性型基底细胞的恶性肿瘤。具有嗜神经生长的临床特征。

3.9.6.3 涎腺导管癌 salivary duct carcinoma

由涎腺导管上皮发生的高度恶性肿瘤。

3.9.6.4 涎腺上皮–肌上皮癌 epithelial-myoepithelial carcinoma of salivary gland

由导管上皮细胞和肌上皮细胞以不同比例构成的低度恶性涎腺肿瘤。导管上皮细胞通常位于腔缘，周围围绕肌上皮细胞。

3.9.6.5 涎腺乳头状囊腺癌 papillary cystadenocarcinoma of salivary gland

起源于涎腺导管上皮的腺癌。以腮腺多见。常表现为局部无痛性肿块，生长较快，呈结节状，易发生囊性变。随肿瘤生长，可侵及周围组织和神经，引起疼痛及面神经麻痹等症状。

3.9.6.6 涎腺腺泡细胞癌 acinic cell carcinoma of salivary gland

部分细胞有浆液性腺泡细胞分化的涎腺上皮性恶性肿瘤。

3.9.7 涎腺恶性淋巴上皮病变 malignant lymphoepithelial lesion of salivary gland

发生于涎腺，以腺泡萎缩、大量淋巴组织中出现恶性上皮细胞团为特征的罕见恶性肿瘤。主要发生于腮腺的下极，少数发生在颌下腺或小涎腺。

3.9.8 涎腺恶性多形性腺瘤 malignant pleomorphic adenoma of salivary gland

多形性腺瘤恶变形成的涎腺肿瘤。临床表现为肿块生长快，病程短，呈浸润性生长，活动度差，包膜不完整，可侵及周围组织和神经。

3.10 咽喉–头颈治疗

3.10.1 根治性手术 radical surgery

将恶性肿瘤全部及其所在器官的部分或全部，连同区域引流淋巴结彻底切除的手术。

3.10.2 姑息性手术 palliative surgery

对无法根治性切除的肿瘤进行部分切除的手术。

3.10.3 放射治疗 radiotherapy

简称“放疗”。用各种放射线（包括α射线、β射线、γ射线、X射线、高能粒子射线等）的生物学效应破坏细胞、抑制细胞生长及造成细胞死亡的治疗方法。

3.10.3.1 根治性放疗 radical radiotherapy

应用肿瘤致死量的射线，旨在全部消灭恶性肿瘤的原发和转移病灶的放疗方式。主要适用于对放射线敏感或中度敏感的恶性肿瘤。

3.10.3.2 姑息性放疗 palliative radiotherapy

以减轻晚期恶性肿瘤患者痛苦、改善症状及延长其生命为目的的放疗方式。

3.10.3.3 术前放疗 preoperative radiotherapy

在手术之前对病灶局部进行的放疗。可以使局部肿瘤缩小，减少切除范围，缩小手术造成的创伤；同时可清除或抑制可能存在的微转移灶，改善预后。

3.10.3.4 调强适形放疗 intensity modulated radiation therapy，IMRT

在三维适形放疗的基础上，采用计算机体层成像（CT）模拟定位和影像重建技术，通过改变靶区内的射线强度，使靶区内的任何一点都能得到理想均匀的剂量，同时还可按医生的要求将重要器官所受剂量限制在可耐受范围内，令靶区外紧邻的正常组织受量降到最低的放疗方法。

3.10.4 辅助化疗 adjuvant chemotherapy

在主要治疗后对残余肿瘤（包括镜下微转移病灶）进行的化疗。对肿瘤进行手术治疗和放疗的前后，应用化疗使原发肿瘤缩小，同时可能消灭残存的微小转移病灶，减少肿瘤复发和转移，提高治愈率而进行的化疗。

3.10.5 同步放化疗 concurrent chemoradiotherapy

恶性肿瘤化疗和放疗同步进行。在减少局部复发和远处转移、提高生存率等方面优于单用放疗或化疗，但要掌握适应证。

3.10.6 基因治疗 gene therapy

在基因水平上治疗疾病的方法。包括基因置换、基因修正、基因修饰、基因失活、引入新基因等。

3.10.7 生物治疗 biotherapy

应用生物技术及制剂进行肿瘤防治。包括免疫治疗、基因治疗、分子靶向治疗、生物反应调节剂、肿瘤疫苗、细胞治疗和细胞因子治疗等。

3.10.8 靶向治疗 targeted therapy

以肿瘤组织或细胞所具有的特异性（或相对特异性）分子为靶点，利用分子靶向药物特异性阻断该靶点的生物学功能，选择性地从分子水平逆转肿瘤细胞的恶性生物学行为，达到抑制肿瘤细胞生长甚至清除肿瘤目的的治疗方法。

3.10.9 多学科综合治疗 multidisciplinary treatment

根据患者的机体状况、肿瘤的病理类型、侵犯范围（分期）和发展方向，组织多个相关学科合理地、有计划地综合应用现有的治疗手段（如手术、放疗、化疗、生物治疗、基因治疗等），以期提高治愈率和改善患者生活质量的治疗策略。

3.10.10　腺样体切除术　adenoidectomy

一种切除鼻咽部腺样体组织的外科手术。主要用于治疗因腺样体病理性增生引发的鼻塞、睡眠呼吸障碍、反复感染等症状。

3.10.11　扁桃体切除术　tonsillectomy

一种完整切除腭扁桃体及其包膜的外科手术。

3.10.12　茎突截短术　brachytmema of styloid process

将过长的茎突部分切除的外科手术。

3.10.13　口腔矫治器　oral application

口腔正畸的一类常用辅助工具。可实现排齐牙列，改善牙、颌、面的不协调，对上气道也有扩张作用。

3.10.14　持续气道正压通气　continuous positive airway pressure，CPAP

在自主呼吸的基础上，吸气期和呼气期由呼吸机向气道内输送恒定的正压气流，正压气流大于吸气气流，使气道在整个呼吸周期均保持正压的机械通气。

3.10.15　双水平气道正压通气　bilevel positive airway pressure，BiPAP

通过双水平气道正压呼吸机进行的一种无创机械通气技术。可单独调节吸气相气道正压和呼气相气道正压。可降低呼吸功，改善呼吸肌疲劳，纠正二氧化碳储留，提高氧饱和度和氧分压。

3.10.16　硬腭截短术　hard palate brachytmema operation

通过截短硬腭后缘部分骨组织，使软腭重新固定在新形成的硬腭后缘，继之软腭前移，扩大鼻咽腔及软腭后气道的手术方式。

3.10.17　颏前徙术　mentum antedisplacement

通过颏部骨的前移，引起颏舌肌附着点前移，进而牵引舌根前移的手术方式。使舌根与咽后壁间距增大，达到扩大上气道口径的目的。

3.10.18　舌骨悬吊术　hyoid bone ventrofixation

将舌骨固定悬吊在颏部或甲状软骨，使其向前移动的手术方式。

3.10.19　舌减容术　tongue reduction

通过重塑舌体、舌根外形和减少舌容积而解除舌后气道阻塞的外科手术。常用手术方法有舌中线部分切除术、舌射频温控减容术、舌根部分切除术等。

3.10.20　下颌骨前徙术　antedisplacement of inferior maxillary bone

将双侧下颌升支矢状劈开，使下颌、颏舌肌、颏舌骨肌前移，并牵引舌根前移，从而扩大口咽气道，解除睡眠时呼吸阻塞症状，改善睡眠时呼吸功能，并可同时改善面部容貌的手术方式。

3.10.21　双颌前徙术　antedisplacement of inferior and superior maxillary bone

使上、下颌骨前移，扩大气道容积，改善气道壁张力的手术方式。

3.10.22　颌骨牵引成骨术　distraction osteogenesis of jaw bone

使下颌骨前后向长度增加，舌骨向前上移位，增加舌根后方的咽腔体积，解除阻塞的外科手术。

3.10.23　激光凝固　laser coagulation

激光照射到生物组织后产生热能，使照射组织发生损伤以至凝固的方法。

3.10.24 言语治疗 speech therapy
对交流能力障碍的患者进行言语或语言矫治的方法。

3.10.25 发音治疗 voice therapy
将嗓音障碍的程度降至最低，预防嗓音障碍复发并指导患者进行的一系列康复训练。包括嗓音保健、发声教育、肌肉锻炼、听力训练及对发音行为的指导等。

3.10.25.1 重音疗法 accent method
通过调节呼吸提高发音的清晰度，训练患者通过重音强调发音，配合有节律的躯体运动进行的治疗。有利于放松参与发音的肌肉，应用较小的力量就可以产生清晰的音质。可以使患者掌握发音时正确的呼吸节律。

3.10.25.2 低语样发音疗法 confidential voice therapy
通过减轻声门闭合过度，缓解发音时肌肉过度紧张的发音治疗方法。发音时声带略微分开。可以改善声带的健康状态并为患者进行其他治疗打下基础。用于发音功能亢进治疗。

3.10.25.3 共鸣发音疗法 resonant voice therapy
一种以优化声带振动效率和减少喉部损伤为目标的嗓音行为训练方法。通过调节发声时的共鸣效应与喉部肌肉协调性，实现清晰且低冲击力的嗓音输出。其核心在于利用口腔、鼻腔及头面部物理振动传递声波能量，替代传统喉部过度用力的发声模式。

3.10.25.4 喉部周围按摩法 circumlaryngeal massage
按摩颈部区域肌肉及舌骨上肌群，同时观察发音质量变化的治疗方法。用于减轻疼痛，放松喉部肌肉及躯体上部肌肉以缓解颈及喉部周围肌肉的痉挛，使喉部放松、位置降低。主要适用于颈部、躯体上部肌肉紧张、僵硬或疼痛患者。

3.10.26 发音教育 vocal education
让发音障碍患者了解正常嗓音产生原理、患者自身特殊问题如何干扰正常发音，并进一步了解发音治疗的具体过程和方法。

3.10.27 嗓音保健 vocal hygiene
包括减少嗓音滥用，每天保证适量饮水，避免化学物质或其他物质的刺激，避免在嘈杂环境中持续高声说话等措施的保健方法。

3.10.28 人工喉 artificial larynx
人工发声辅助工具。主要有簧片式和电子式。

3.10.29 电子喉 electronic larynx
通过引起组织振动导致咽喉部静止的空气振动而产生声波的一种发音辅助工具。

3.10.30 食管言语 esophageal speech
喉全切除的患者将空气从食管内呼出，振动食管并通过唇及舌的运动发音的方式。

3.10.31 气管食管言语 tracheoesophageal speech
通过在气管-下咽或气管-食管之间形成的通道进行发音的方式。

3.10.32 嗓音外科手术 phonosurgery
以改善或恢复发音为主要目的的手术。主要包括嗓音显微外科手术、喉成形嗓音外科手术、声带注射喉成形手术和喉神经修复手术等。

3.10.32.1 声带沟松解术 lysis of sulcus vocalis
围绕声带沟行多个横向松解切口，松解瘢痕，或将声带沟上皮与其深层粘连带分离，瘢痕松解后用纤维蛋白胶作为黏合剂将黏膜复位，或用激光沿整个声带沟切开黏膜，分离其下声韧带的手术方式。

3.10.32.2　内侧微瓣技术　medial microflap technique

从内向外把声带黏膜从病变上剥离的喉显微外科技术。

3.10.32.3　外侧微瓣技术　lateral microflap technique

从外向内把声带黏膜从病变上剥离的喉显微外科技术。

3.10.32.4　喉框架手术　laryngeal framework surgery

又称“喉支架手术”。通过改造喉软骨支架和（或）插入植入物，调整声带位置和（或）声带张力，以改善或恢复嗓音功能的手术方式。

3.10.32.5　喉成形声带松弛术　relaxation laryngoplasty

缩短声带在甲状软骨板附着处与杓状软骨间距离，减小声带张力的手术方式。

3.10.32.6　喉成形声带紧张术　tensioning laryngoplasty

延长声带附着点的距离，增加声带张力的手术方式。

3.10.32.7　声带注射填充喉成形术　injection augmentation laryngoplasty

将自体或异体物质注射或填充至声带不同层次或间隙内，使声带游离缘内移、声带体积及质量增加的手术方式。

3.10.32.8　声带内侧注射术　vocal fold medial injection

将胶原、透明质酸等小颗粒物质注入声带固有层的手术方式。

3.10.32.9　声带外侧注射术　vocal fold lateral injection

将自体脂肪、筋膜及明胶海绵凝胶等大颗粒物质注入声门旁间隙，使声带内移、改善声门闭合的手术方式。

3.10.32.10　甲状软骨成形术　thyroplasty

涉及改变或调整甲状软骨的喉部框架手术。

3.10.32.11　声带外展术　vocal fold abduction

治疗双侧声带麻痹的一种手术方法。通常采用声带切开和声带外缝合固定术。

3.10.32.12　杓状软骨全切除术　total arytenoidectomy

完全切除杓状软骨的手术方式。适用于双声带麻痹的治疗。

3.10.32.13　杓状软骨内侧切除术　medial arytenoidectomy

仅切除杓状软骨体内侧部分而保留声带突、声带膜部、肌突及其附着的肌肉、后连合的手术方式。

3.10.32.14　杓状软骨次全切除术　subtotal arytenoidectomy

切除大部杓状软骨体，仅保留2mm后方软骨的手术方式。

3.10.32.15　环甲接近术　cricothyroid approximation

通过缝合缩短环状软骨和甲状软骨距离提高患者音调的手术方式。

3.10.33　喉显微外科　laryngomicrosurgery

在手术显微镜和内镜辅助下，应用喉显微手术器械或激光进行操作，达到去除病变、最大限度地保留功能的手术方式。

3.10.33.1　声带黏膜表皮剥脱术　vocal fold mucosal stripping surgery

将病变的声带上皮剥脱，避免固有层损伤的手术方式。适用于局限在黏膜表层的病变，如声带白斑、轻度不典型增生或中度不典型增生。

3.10.33.2 内镜下声带切除术 endoscopic cordectomy

内镜辅助下进行声带部分、全部或扩大切除的手术方式。

3.10.34 喉气管成形术 laryngotracheoplasty

根据喉气管内狭窄部位裂开声门、环状软骨或气管，切除喉气管腔内瘢痕组织，尽量保留腔内黏膜，修复喉软骨支架，扩大喉气管腔的一类手术。

3.10.35 喉单纯扩张术 simple dilatation of larynx

在直达喉镜或支撑喉镜下应用硬质探条或支气管镜反复进行扩张的手术方式。

3.10.36 喉软骨复位术 reduction of laryngeal cartilage

将破裂或移位的喉软骨复位的手术方式。

3.10.37 喉软骨固定术 fixation of laryngeal cartilage

将移位的喉软骨复位并进行固定的手术方式。

3.10.38 喉切除术 laryngectomy

切除部分或全部喉组织的手术方式。

3.10.38.1 喉部分切除术 partial laryngectomy

切除部分喉组织的手术方式。

3.10.38.1.1 喉裂开声带切除术 cordectomy via laryngofissure

将甲状软骨裂开切除一侧声带的手术方式。

3.10.38.1.2 喉垂直部分切除术 vertical partial laryngectomy

将甲状软骨裂开，切除患侧声带、室带及部分甲状软骨的手术方式。

3.10.38.1.3 喉扩大垂直部分切除术 extended vertical partial laryngectomy

切除患侧甲状软骨、声带、室带、杓状软骨，必要时切除部分环状软骨背板以完整切除环杓关节的手术方式。

3.10.38.1.4 喉水平部分切除术 horizontal partial laryngectomy

从喉室底将室带、喉前庭、杓会厌襞、会厌及会厌前间隙整块切除的手术方式。

3.10.38.1.5 喉扩大水平部分切除术 extended horizontal partial laryngectomy

在喉水平部分切除术的基础上扩大切除舌根或部分梨状窝的手术方式。

3.10.38.1.6 喉水平垂直部分切除术 horizontovertical laryngectomy

切除患侧舌骨、甲状软骨上半、会厌、双室带、会厌前间隙、患侧声带及杓状软骨，必要时切除部分环状软骨的手术方式。

3.10.38.1.7 喉环状软骨上部分切除术 supracricoid partial laryngectomy

切除环状软骨上方大部分喉体，仅保留双侧或一侧环杓关节的手术方式。

3.10.38.1.8 喉近全切除术 near-total laryngectomy

又称"皮尔逊手术（Pearson operation）"。切除大部分喉体仅保留健侧部分喉气管组织的手术方式。

3.10.38.2 喉全切除术 total laryngectomy

完整切除喉体的手术方式。

3.10.39 下咽部分切除术 partial hypopharyngectomy

切除部分喉咽组织的手术方式。

3.10.40 咽喉食管全切除咽胃吻合术 pharyngolaryngo-esophagectomy and pharyngogastric anastomosis

切除喉、喉咽及全部食管，然后游离胃体，剥脱食管后将胃经食管床上拉至颈部，与咽部切缘对位吻合的手术方式。

3.10.41 颈清扫术 neck dissection

对可能受累的颈部特定区域的淋巴结群及非淋巴结构进行系统性切除的手术。

3.10.41.1 根治性颈清扫术 radical neck dissection

切除包括胸锁乳突肌、肩胛舌骨肌、颈内静脉和副神经、颈外静脉等在内的颈部Ⅰ～Ⅴ区所有淋巴结及结缔组织的手术方式。

3.10.41.1.1 改良根治性颈清扫术 modified radical neck dissection

在清除颈部Ⅰ～Ⅴ区所有淋巴结的基础上，保留胸锁乳突肌、颈内静脉、副神经三个结构中一个或多个的手术方式。

3.10.41.1.2 扩大颈清扫术 extended neck dissection

在根治性颈清扫术的基础上同时清扫其他不常规清扫区域的手术方式。包括咽旁、咽后、上纵隔及气管旁淋巴结，必要时切除颈部受累结构如颈动脉、舌下神经及迷走神经等。

3.10.41.2 择区性颈清扫术 selective neck dissection

根据原发癌淋巴结转移部位进行的分区性颈清扫术。

3.10.42 颈外动脉结扎术 ligation of the external carotid artery

结扎颈外动脉以阻断血流从而控制出血的手术方式。

3.10.43 气管插管 tracheal intubation

通过口腔或鼻腔将气管导管插入气管内的操作方法。是一种气管内麻醉和抢救技术，也是保持上呼吸道通畅的可靠手段。

3.10.44 气管切开术 tracheotomy

用于解除喉阻塞和下呼吸道分泌物滞留引起的呼吸困难等症状的一种手术。主要适用于咽部阻塞有呼吸困难者、喉阻塞者、各种原因导致的下呼吸道分泌物滞留者。作为下颌、口腔、咽、喉大手术的前置手术。

3.10.44.1 紧急气管切开术 emergency tracheotomy

在紧急情况下快速切开颈段气管，放入气管套管，以解除急性呼吸困难的手术。

3.10.45 环甲膜切开术 cricothyrotomy

将环甲膜切开后插入通气管以缓解阻塞的方法。是一种暂时性的急救方法，用于紧急抢救喉阻塞患者。

3.10.46 甲状腺切除术 thyroidectomy

切除部分或全部甲状腺组织的手术方式。

3.10.46.1 甲状腺腺叶切除术 thyroid gland lobectomy

切除甲状腺单侧腺叶及峡部，保留对侧腺体以维持正常甲状腺功能的手术方式。

3.10.46.2 甲状腺结节切除术 thyroid nodule resection

单纯切除甲状腺结节及周围小部分腺体组织的甲状腺部分切除术。

3.10.46.3 全甲状腺切除术 total thyroidectomy

切除全部甲状腺的手术方式。以根治甲状腺疾病或控制全身性甲状腺功能亢进。

英汉索引

A

B

C

D

E

F

G

H

I

J

K

L

M

N

O

P

palatoglossus　腭舌肌　3.1.1.2.12
palatopharyngeal arch　腭咽弓　3.1.1.2.1.4
palatopharyngeus　腭咽肌　3.1.1.2.9.2
palliative radiotherapy　姑息性放疗　3.10.3.2
palliative surgery　姑息性手术　3.10.2
pansinusitis　全组鼻窦炎　2.6.30
papillary cystadenocarcinoma of salivary gland　涎腺乳头状囊腺癌　3.9.6.5
papillary thyroid carcinoma　甲状腺乳头状癌　3.9.5.1
papilloma of external ear canal　外耳道乳头状瘤　1.10.1.3.1
papilloma of larynx　喉乳头状瘤　3.8.4
paracentric position of vocal cord　声带旁正中位　3.3.37
paracusia　误听　1.2.1.41
paraganglioma　副神经节瘤　1.10.1.9
paraganglioma of jugular foramen　颈静脉孔副神经节瘤　1.10.1.7
paraglottic space　声门旁间隙　3.1.2.24
paralysis of soft palate　软腭麻痹　3.7.1.1
parapharyngeal abscess　咽旁脓肿　3.6.16
parapharyngeal space　咽旁间隙　3.1.1.2.24.2
parathyroid adenoma　甲状旁腺腺瘤　3.8.29
parathyroid cyst　甲状旁腺囊肿　3.8.30
parathyroid gland　甲状旁腺　3.1.5.21
parathyroid hormone　甲状旁腺素　3.3.68
paresthesia laryngis　喉感觉异常　3.3.13
parietal notch　顶切迹　1.1.5.1.11
parotid abscess　腮腺脓肿　3.6.55
parotid gland　腮腺　3.1.5.22
paroxysmal cough　阵发性咳嗽　3.3.16.2
pars flaccida　鼓膜松弛部　1.1.3.1.30.2
pars tensa　鼓膜紧张部　1.1.3.1.30.1
partial fistula cervicalis　部分性颈瘘　3.4.42
partial hypopharyngectomy　下咽部分切除术　3.10.39
partial laryngectomy　喉部分切除术　3.10.38.1
partial noise exposure index　部分噪声暴露指数　1.3.5.1.7
partial ossicular replacement prosthesis　部分听骨替代假体　1.7.6.3.9.1
partial recruitment　不全重振　1.2.1.42.1
past-pointing test　过指试验　1.3.6.1.5
patency test in nasal airway　鼻通气功能检查法　2.4.8
pathological sulcus　病理性声带沟　3.4.20.2
patulous eustachian tube　咽鼓管异常开放症　1.7.5.1
peak equivalent sound pressure level　峰值等效声压级　1.3.5.3.4.2.6
peak inspiratory flow to mean flow ratio　峰流量/平均流量比值　3.3.57
Pearson operation　*皮尔逊手术　3.10.38.1.8
Pendred syndrome　彭德莱综合征，*甲状腺肿耳聋综合征　1.4.5.10.2
perennial allergic rhinitis　常年性变应性鼻炎　2.8.5
perforation of nasal septum　鼻中隔穿孔　2.9.6
periapical cyst　根尖周囊肿　2.6.8.2
perichondritis of larynx　喉软骨膜炎　3.6.40
periciliary fluid　*纤毛周围液　2.2.11
perilymph　外淋巴[液]　1.1.4.7
perilymphatic fistula　外淋巴瘘　1.8.1.7
peripheral facial paralysis　周围性面神经麻痹　1.7.9.3
peripheral laryngeal paralysis　周围性喉麻痹　3.7.5.5
peripheral vestibular spontaneous nystagmus　外周前庭性自发性眼震　1.8.3.3
peritonsillar abscess　扁桃体周围脓肿　3.6.20
peritonsillar space　扁桃体周隙　3.1.1.2.6.1
persistent allergic rhinitis　持续性变应性鼻炎　2.8.7
perturbation of vocal cord　声带微扰　3.3.47.11
peSPL　峰值等效声压级　1.3.5.3.4.2.6
petrositis　岩锥炎，*岩尖炎　1.7.9.2
petrosquamous fissure　岩鳞裂　1.1.5.1.9
petrotympanic fissure　岩鼓裂　1.1.5.3.1
petrous apex　岩尖　1.1.5.11.3
petrous bone cholesteatoma　岩骨胆脂瘤　1.10.1.6
petrous portion of temporal bone　颞骨岩部　1.1.5.4
phalangeal cell　指细胞　1.1.4.4
pharyngalgia　咽痛　3.3.9
pharyngeal aponeurosis　咽腱膜　3.1.1.2.21
pharyngeal atresia　咽闭锁　3.4.9
pharyngeal bursa　咽囊　3.1.6.1.2
pharyngeal constrictor　咽缩肌　3.1.1.2.7
pharyngeal critical pressure　气道临界压　3.3.60
pharyngeal diverticulum　咽憩室　3.4.10
pharyngeal elevator muscle　咽提肌　3.1.1.2.9
pharyngeal gland　咽腺　3.1.1.2.3
pharyngeal interspace　咽间隙　3.1.1.2.24
pharyngeal opening of pharyngotympanic tube　咽鼓管咽口　1.1.3.2.1
pharyngeal plexus　咽[神经]丛　3.1.1.2.33

Q

R

S

spiral ganglion　螺旋神经节　1.1.5.6
spiral organ of cochlea　[耳蜗]螺旋器　1.1.4.2.5
spontaneous nystagmus　自发性眼球震颤　1.8.3.2
spontaneous nystagmus test　自发性眼震检查　1.3.6.2.4
spontaneous otoacoustic emission　自发性耳声发射　1.2.1.11.1
spontaneous rupture of esophagus　自发性食管破裂　3.5.12
spur of nasal septum　鼻中隔棘突　2.9.2
SQ　速度商　3.3.47.16
squamous carcinoma of auricle　外耳鳞癌　1.10.2.1.3
squamous portion of temporal bone　颞骨鳞部　1.1.5.1
square cartilage　方形软骨　2.1.2.14
SRT　言语识别阈，*言语接受阈　1.3.5.2.7.2
stalk of epiglottis　会厌软骨茎　3.1.2.1.1
standard audiometric zero level　标准听力零级　1.3.5.1.4
standard earphone　标准耳机　1.3.5.1.11
standard hearing threshold　标准测听阈　1.3.5.1.2
stapedectomy　镫骨足板切除术　1.7.12.4
stapedial gusher　镫井喷　1.7.12.6
stapedial nerve　镫骨肌神经　1.1.5.10.10
stapediolysis　镫骨撼动术　1.7.12.3
stapedius muscle　镫骨肌　1.1.3.1.14
stapedius reflex　镫骨肌反射　1.2.1.10
stapedotomy　镫骨足板造孔术　1.7.12.5
stapes　镫骨　1.1.3.1.11.3
staphyloschisis　腭垂裂　3.4.6.5
static compliance value　静态声导纳值　1.3.5.3.2.5
static phase fibrillation　静相颤动　3.3.40.14.2
stellate ganglionectomy　星状神经节切除术　1.8.4.3
sternocleidomastoid muscle　胸锁乳突肌　3.1.5.2
sternohyoid muscle　胸骨舌骨肌　3.1.2.14.2.1
sternothyroid muscle　胸骨甲状肌　3.1.2.14.2.2
stiffness of vocal cord　声带劲度　3.3.47.8
stimulus frequency otoacoustic emission　频率刺激性耳声发射　1.2.1.11.4
stomal recurrence　气管造瘘口复发癌　3.9.4
strengthening Romberg test　*强化龙贝格试验　1.3.6.1.2
structural sinusitis　结构性鼻窦炎　2.6.31
structural rhinitis　结构性鼻炎　2.6.21
stylohyoid muscle　茎突舌骨肌　3.1.2.14.1.1
stylohyoid syndrome　茎突舌骨综合征　3.6.58
styloid process of temporal bone　颞骨茎突　1.1.5.5
stylomastoid foramen　茎乳孔　1.1.5.5.1
stylopharyngeal muscle　茎突咽肌　3.1.1.2.9.1
subacute thyroiditis　亚急性甲状腺炎　3.6.60
subarcuate fossa　弓形下窝　1.1.5.4.4
subdural abscess　硬脑膜下脓肿　2.12.7
subglottal pressure　喉下压力　3.3.47.4
subglottic area　声门下区　3.1.2.27
subglottic carcinoma　声门下型喉癌　3.9.1.2
subglottic stenosis　声门下狭窄　3.4.33.4
subiculum promontorii　岬下脚　1.1.3.1.28.2
subjective audiometry　主观测听法　1.3.5.2
subjective tinnitus　主观性耳鸣　1.9.3.1
sublingual gland　舌下腺　3.1.5.24
sublingual gland cyst　舌下腺囊肿　3.8.19
submandibular space　下颌下间隙　3.1.5.12
submandibular triangle　下颌下三角　3.1.5.14
submaxillary gland　颌下腺　3.1.5.23
submental triangle　颏下三角　3.1.5.17
subperiosteal orbital abscess　眶壁骨膜下脓肿　2.12.2
subtotal arytenoidectomy　杓状软骨次全切除术　3.10.32.14
subtotal temporal bone resection　颞骨次全切除术　1.10.2.1.4
sudden deafness　突发性[耳]聋　1.9.1.5.8
superficial cervical lymph node　颈浅淋巴结　3.1.5.9
superficial layer of cervical fascia　颈筋膜浅层　3.1.5.3.1
superficial temporal artery　颞浅动脉　3.1.5.6.4.7
superior constrictor of pharynx　咽上缩肌　3.1.1.2.7.1
superior laryngeal artery　喉上动脉　3.1.2.18
superior laryngeal nerve　喉上神经　3.1.2.20
superior laryngeal nerve paralysis　喉上神经麻痹　3.7.5.2
superior nasal meatus　上鼻道　2.1.3.11.1
superior orbital fissure　眶上裂　2.1.6.6
superior part of vestibular nerve　前庭上神经　1.1.5.8.1
superior recess of incus　砧骨上隐窝　1.1.3.1.17
superior recess of tympanic membrane　鼓膜上隐窝　1.1.3.1.19
superior resonance chamber　上共鸣腔　3.2.14.1
superior thyroid artery　甲状腺上动脉　3.1.5.6.4.1
superior thyroid notch　甲状软骨上切迹　3.1.2.2.3
superior thyroid tubercle　甲状软骨上结节　3.1.2.2.5
superior triangle of cricopharyngeal muscle　环咽肌上

T

U

V

W

Z

汉英索引

A

B

C

D

单形性腺瘤　monomorphic adenoma　3.8.13
单型神经盏　simple calyx ending　1.1.5.8.3
倒频谱峰值突出　cepstral peak prominence，CPP　3.3.47.17
道上三角区　suprameatal triangle　1.1.5.2.2
地方性甲状腺肿　endemic goiter　3.8.23
镫骨　stapes　1.1.3.1.11.3
镫骨撼动术　stapediolysis　1.7.12.3
镫骨肌　stapedius muscle　1.1.3.1.14
镫骨肌反射　stapedius reflex　1.2.1.10
镫骨肌神经　stapedial nerve　1.1.5.10.10
镫骨足板　foot plate of stapes　1.1.3.1.11.3.1
镫骨足板切除术　stapedectomy　1.7.12.4
镫骨足板造孔术　stapedotomy　1.7.12.5
镫井喷　stapedial gusher　1.7.12.6
低频性[耳]聋　low frequency hearing loss　1.9.1.1.4
低通气　hypopnea　3.3.26
低氧激发试验　hypoxia provocation test　3.3.62
低语样发音疗法　confidential voice therapy　3.10.25.2
第二鳃裂瘘　second branchial cleft fistula　3.4.44.1
第三鳃裂瘘　third branchial cleft fistula　3.4.44.2
第四鳃裂瘘　forth branchial cleft fistula　3.4.44.3
第一鳃裂瘘管　first brachial cleft fistula　1.4.6
电耳镜　electro-otoscope　1.3.1.1
电反应测听　electric response audiometry　1.3.5.3.4.2
电静息　electrical silence　3.3.44.3
电子喉　electronic larynx　3.10.29
蝶鞍　sella turcica　2.1.4.12
蝶窦　sphenoid sinus　2.1.4.11
蝶窦恶性肿瘤　malignancy of sphenoid sinus　2.11.9
蝶窦炎　sphenoidal sinusitis　2.6.29
蝶腭动脉　sphenopalatine artery　2.1.3.27
蝶腭神经节　sphenopalatine ganglion　2.1.3.35
蝶骨　sphenoid bone　2.1.4.9
蝶骨翼突　pterygoid process of sphenoid bone　2.1.4.10
蝶鳞缝　sphenosquamosal suture　1.1.5.1.8
蝶筛隐窝　sphenoethmoidal recess　2.1.3.12
耵聍　cerumen　1.1.2.2.5.1
耵聍腺　ceruminous gland　1.1.2.2.5
耵聍腺瘤　ceruminoma　1.10.1.2.1
顶切迹　parietal notch　1.1.5.1.11
动脉血氧饱和度　arterial oxygen saturation　3.3.64
动态姿势描记法　dynamic posturography　1.3.6.1.4
动眼神经　oculomotor nerve　2.1.5.7
窦口鼻道复合体　ostiomeatal complex　2.1.3.20
毒性弥漫性甲状腺肿　toxic diffused goiter　3.8.25
短纯音　tone burst，TB　1.2.2.6
短声　click　1.2.2.5
短音　tone pip　1.2.2.7
短增量敏感指数试验　short increment sensitivity index test，SISI test　1.3.5.4.3
对侧掩蔽　contralateral masking　1.3.5.2.6.4
对耳轮　antihelix　1.1.2.1.4
对耳轮脚　crura of antihelix　1.1.2.1.5
对耳屏　antitragus　1.1.2.1.12
*盾板　scutum　1.1.3.1.27
多次睡眠潜伏期试验　multiple sleep latency test，MSLT　3.3.53
多导睡眠监测　polysomnography，PSG　3.3.52
多功能声门图　multifunctional glottogram　3.3.49
多频稳态诱发反应　audio steady-state response，ASSR　1.3.5.3.4.2.5
多学科综合治疗　multidisciplinary treatment　3.10.9

E

额窦　frontal sinus　2.1.4.5
额窦恶性肿瘤　malignancy of frontal sinus　2.11.10
额窦炎　frontal sinusitis　2.6.27
额骨　frontal bone　2.1.4.4
额外鼻孔　supernumerary ncstril　2.5.30
额隐窝　frontal recess　2.1.4.6
厄舍综合征　Usher syndrome　1.4.5.10.1
恶性耳硬化症　malignant otosclerosis　1.7.12.7
恶性黑色素瘤　malignant melanoma　2.11.6
恶性外耳道炎　malignant external otitis　1.6.4
腭扁桃体　palatine tonsil　3.1.1.2.6
腭扁桃体肥大　hypertrophy of tonsils　3.6.28
腭垂　uvula　3.1.1.2.1.2
腭垂过长　elongated uvula　3.4.12
腭垂裂　staphyloschisis　3.4.6.5
腭大动脉　greater palatine artery　3.1.1.2.29

F

G

H

J

K

L

M

N

O

P

Q

R

S

T

W

X

Y

Z

（SCPC-BZBEAA17-0063）
ISBN 978-7-03-081824-9
9 787030 818249 >
定　价：128.00元